头都大
我不是一本正经的备孕书

黄大头　著/绘

医学顾问　孙玲

SPM 南方出版传媒
广东经济出版社
—广州—

图书在版编目（CIP）数据

头都大！我不是一本正经的备孕书/黄大头著绘. —广州：广东经济出版社，2017.8
ISBN 978-7-5454-5635-6

Ⅰ. ①头… Ⅱ. ①黄… Ⅲ. ①优生优育-基本知识 Ⅳ. ①R169. 1

中国版本图书馆 CIP 数据核字（2017）第 174091 号

出 版 人：姚丹林
责任编辑：张晶晶
责任技编：谢 莹
封面设计：居 居

本书为 2017 年广东省科技发展专项基金项目之科普创新发展领域生殖医学科普创作项目
—轻轻松松怀个孕

《头都大！我不是一本正经的备孕书》TOUDOUDA WO BUSHI YIBENZHENGJINGDE BEIYUNSHU
作者：黄大头著/绘　医学顾问：孙玲

出版发行	广东经济出版社（广州市环市东路水荫路 11 号 11～12 楼）
经销	全国新华书店
印刷	广州市岭美彩印有限公司 （广州市荔湾区花地大道南海南工商贸易区 A 幢）
开本	889 毫米×1194 毫米　1/32
印张	7.5
字数	100 000 字
版次	2017 年 8 月第 1 版
印次	2017 年 8 月第 1 次
印数	1～10 000
书号	ISBN 978-7-5454-5635-6
定价	45.00 元

如发现印装质量问题，影响阅读，请与承印厂联系调换。
发行部地址：广州市环市东路水荫路 11 号 11 楼
电话：（020）38306055　37601950　邮政编码：510075
邮购地址：广州市环市东路水荫路 11 号 11 楼
电话：（020）37601980　营销网址：**http://www.gebook.com**
广东经济出版社新浪官方微博：**http://e.weibo.com/gebook**
广东经济出版社常年法律顾问：何剑桥律师

FOREWORDS
前言

我娘，一位儿科医生，打小就灌输我："生孩子要趁早。"小时候的我就把这话当耳边风吹吹，大了就当她是抱孙心切，催婚催生，但从未正视过！备孕之前，我一度认为怀孕就是"一次搞定"的事情，搞来搞去搞不大的肚子都是别人的肚子。自己开始要孩子才意识到，"一次搞定"的才是别人家的肚子呢。轮到自己吧，一开始备孕时信心满满、踌躇满志。备孕两个月后发现，咦？没啥动静？于是心虚、焦虑，开始自我怀疑！再试两个月仍然无果，自信心、耐心就已经被消磨得差不多了，甚至开始怀疑自己不孕！您也是这样？作为过来人的我，懂，我真懂。

就在我火急火燎备孕时，生殖医学博士孙医生找到了在公众号上做科普的我，希望我能解决一个让她头大的状况：她每天都需要回答病人同样的问题，例如"什么时候同房才最容易怀孕""我为什么怀不上""我为什么要做这些检查""这个病是怎么回事"。给病人解释的同时，就占据了她给更多需要帮助的病人看病的时间，况且医学知识的理解需要很高的门槛，三言两语还说不清。而且更多时候，来看病的其实并不需要辅助生殖医学的帮助，只需在家调整备孕方法就能怀孕，例如我。所以何苦烦恼，又何苦浪费有限的医疗资源呢？于是她希望我能在她的指导下创作一系列关于生殖科的备孕科普，让这些厚重的医学知识变得轻巧，让想怀孕的人或病人在家就能学到备孕知识。这也是我和孙医生合作这本备孕科普书的缘起。

那我到底要做一本什么样的备孕书呢？从备孕妈妈这个角度来讲，我很清楚我们需要什么。近些年，作为职业女性的我们要独立自强还得养家糊口，也是很忙很累的，备孕能不能成为一件轻松愉快的事情呢？作为懒人的我们凡事讲究精准、省时，能不能别夜夜同房冲刺？能不能闹清什么时候同房最容易怀孕再精准同房呢？作为做事讲求科学依据的知识青年，能不能别只告诉我们“生孩子要趁早”“戒烟戒酒必须三个月以上”“同房要在排卵期”“年纪大了做试管婴儿就能怀孕”……谁知道这里面有多少坑？我们需要知道 Why！

但是，正经的教科书太深奥，来自网络与亲朋好友的资讯分不出真伪，太全面的备孕书我又不够精力画重点。我就想，要是有一本说“正经”知识，但又“不那么正经”的备孕攻略，娱乐娱乐紧张的备孕时光，又能高效怀孕就好了。重点是，得作为一个懒人也看得懂、学得来，这样就不用再为无知而头大了！

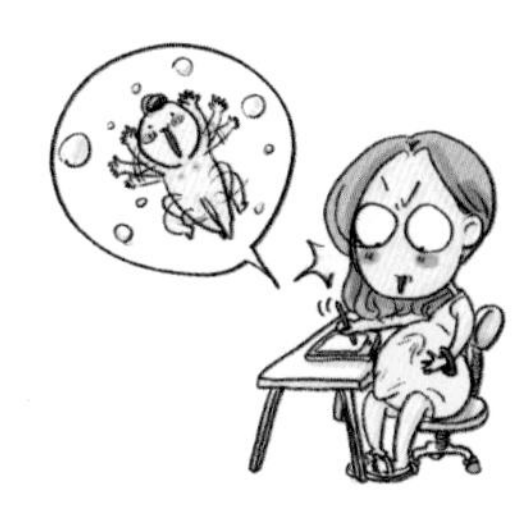

当初打死也想象不到，今晚的我会在为这样一本梦寐以求的备孕科普书写前言，因为我真的把它完！成！了！天知道将医学知识转化成通俗的科普是一门多艰难、多烧脑的学问！我真的很感谢跟我“臭味相投”的孙医生和生殖科这么多有爱的医生、护士，感谢他们在百忙之中抽出时间和我无数次地讨论、推翻、打磨、再推翻、再打磨，让我用了两三年的时间去学习、消化、转化、创作，最后画了上万张图，才有了今天这个 200 多页的绘本。

话说朋友们都知道我有个经典故事：上上年年二十八，正是我排卵期的第二天，为了不错过这个每月一次的“孕机”，我硬是大中午地把老公叫回家……要干吗，您懂的。重点是那个月就那么一次，中了！就这么精准(ノへ￣、)！还问我靠的是什么？当然是知识的力量啊！没错，我的女儿可可就是在那个大中午……怀上的，正是我在为大家创作这本备孕书的当下！

备孕不是个多复杂的事儿，真的！但它还需要一点点的幸运。只是了解多一点点备孕知识，就能让幸运来得更容易、更早一些！大头我这个新晋生殖界红娘就是个活生生的案例。希望我这本“不是一本正经的”备孕绘本，能让您用最省脑细胞的方式，让幸运来得更猛烈些！

CONTENTS
目录

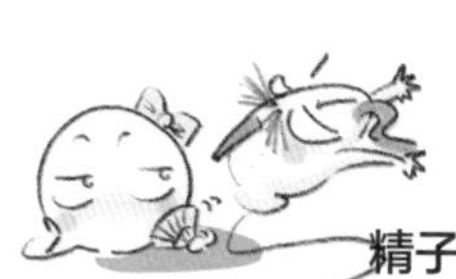

1 拾漏王的故事

精子、卵子是怎么结合的?

2 拾漏后路漫漫

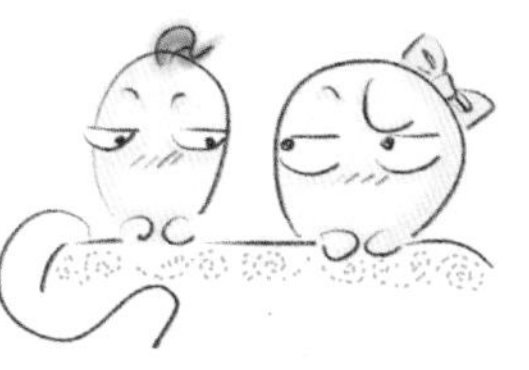

精子和卵子结合后
怎么才能怀孕?

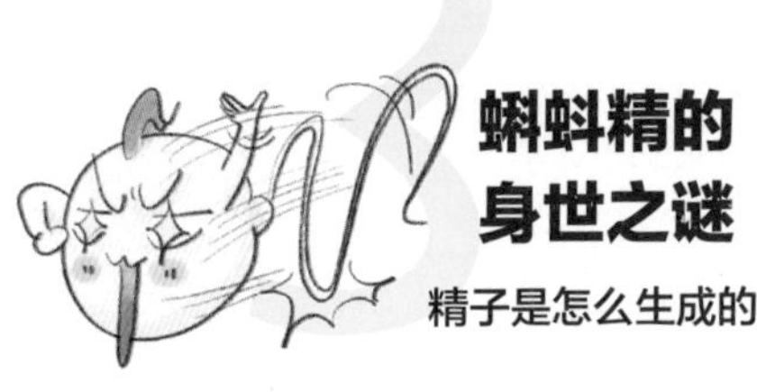

3 蝌蚪精的身世之谜

精子是怎么生成的?

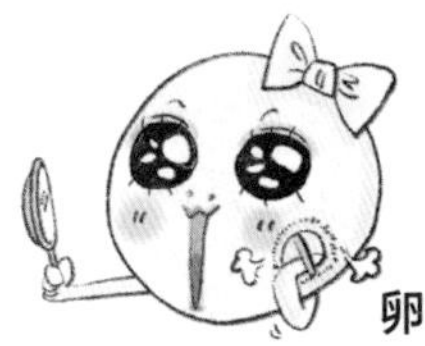

4 卵美人的身世之谜

卵子是怎么生成的?

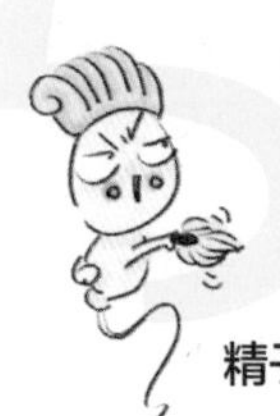

5 麒麟才子的夺卵妙计

什么时候同房，精子、卵子最容易相遇?

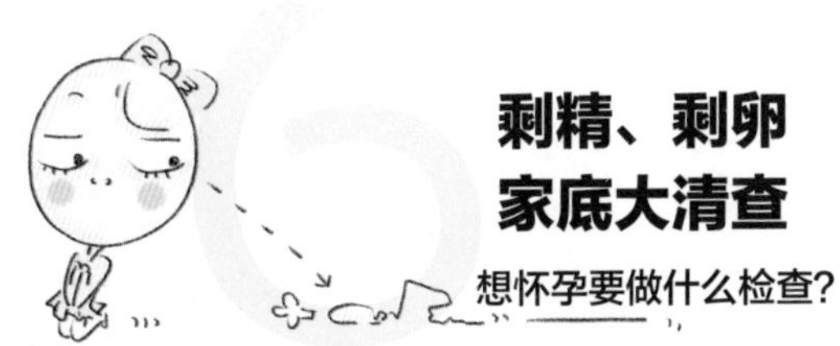

剩精、剩卵家底大清查

想怀孕要做什么检查？

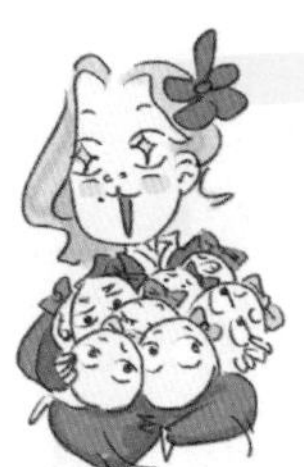

7 媒婆的高科技相亲大法

试管婴儿是什么？

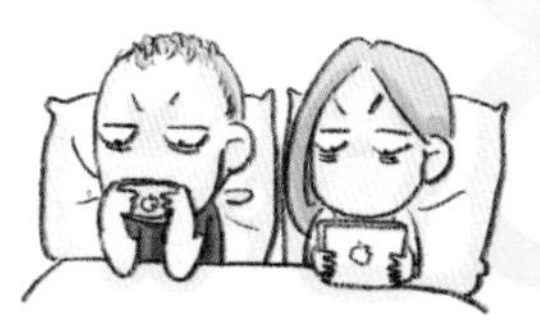

温馨贴士

备孕还要知道什么？

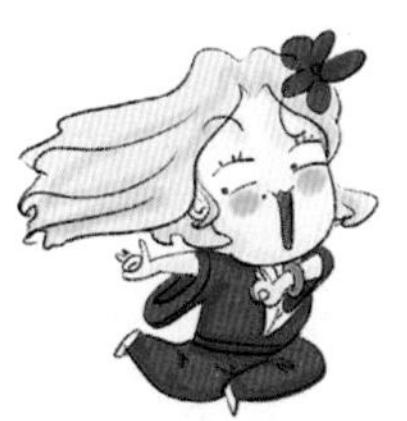

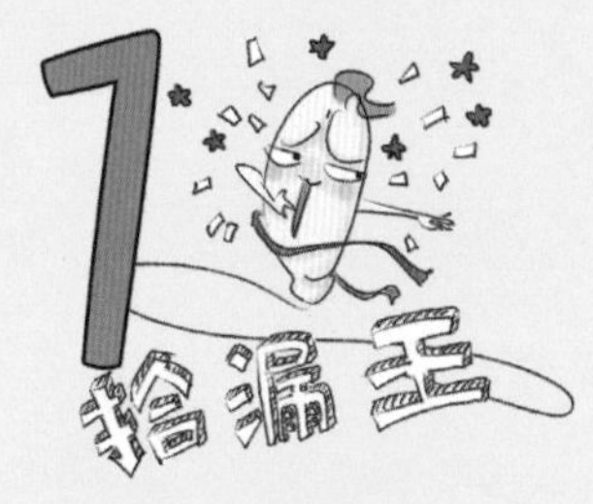

拾漏王的故事

精子、卵子是怎么结合的？

都说我们是上亿颗精子中跑最快那颗和卵子的结晶，是吗？

都说我们是上亿颗精子中跑最快的，大头我就对“跑最快”这个概念要表示深深的质疑了。

故事明明不是这么发展的……

【主角】

蝌蚪精 = 精子

卵美人 = 卵子

卵美人招亲啦

每个月女性排卵的规律

在我们女性的卵巢里，住着好多好多沉睡的卵美人。

而每个月，都有一批卵美人会苏醒。然后，**苏醒**的卵美人就开始了她们的**选美之路**……

然而，最后只有一颗**最美的卵美人**可以破巢（卵巢）而出，进入输卵管，开始她的**寻精之旅**。（当然也有不止一颗卵美人破巢而出的情况，但因为概率非常低，本书就不予以讨论啦。）

于是，这颗最美的卵美人开始**招亲**啦！

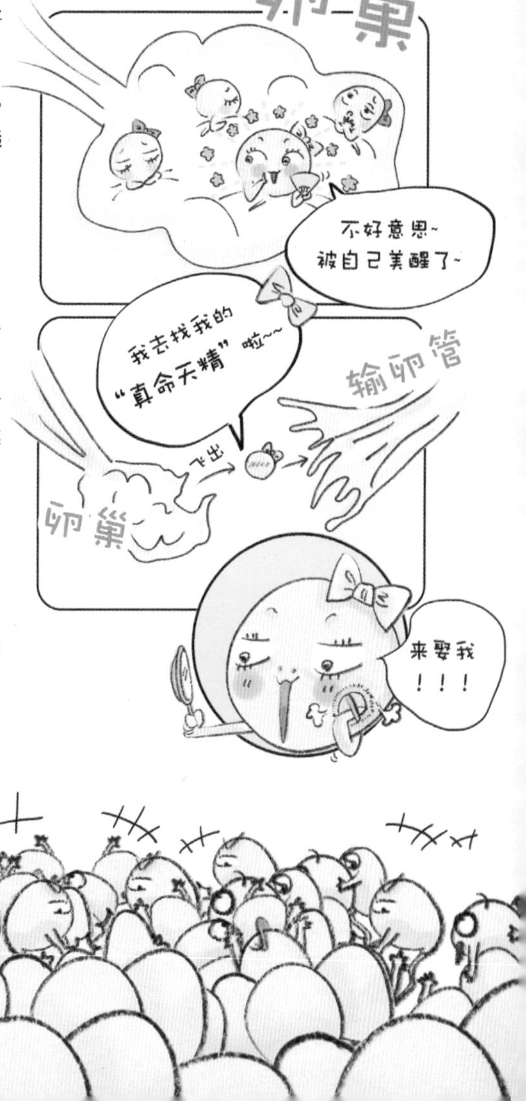

蝌蚪精的迎亲路线图

射入女性生殖器的精子前进路线

美人的招亲条件是：“谁能第一个闯进我的闺房（进入我体内），我就嫁给谁！我在鹊桥（输卵管壶腹部）等着你哦！”

于是，在一个浪漫而又刺激的夜晚，上亿只蝌蚪精从阴道汹涌而入，开始了他们的夺卵之路……

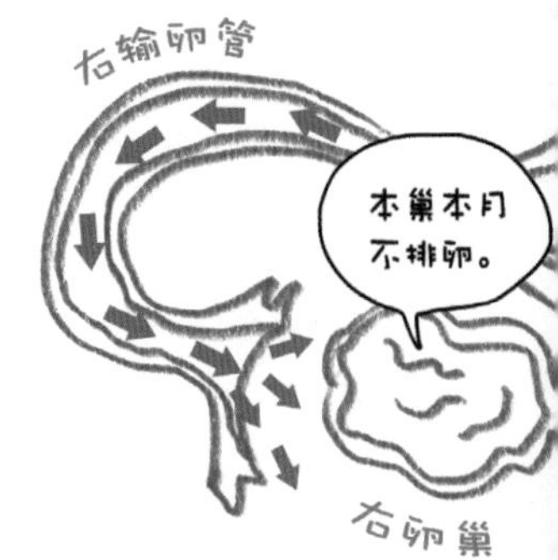

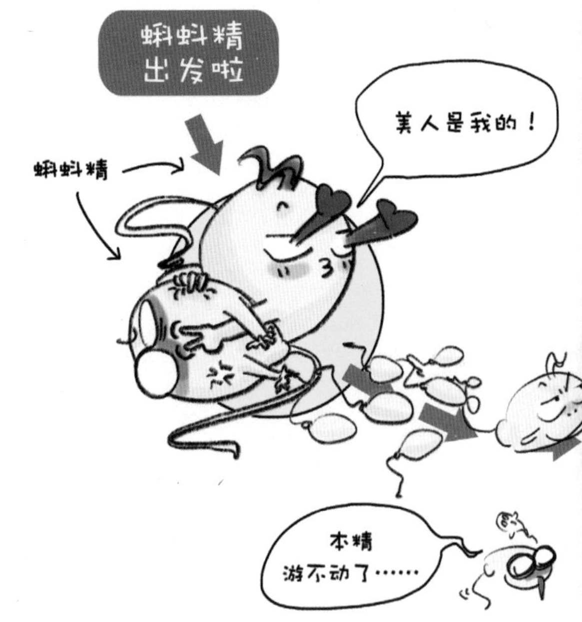

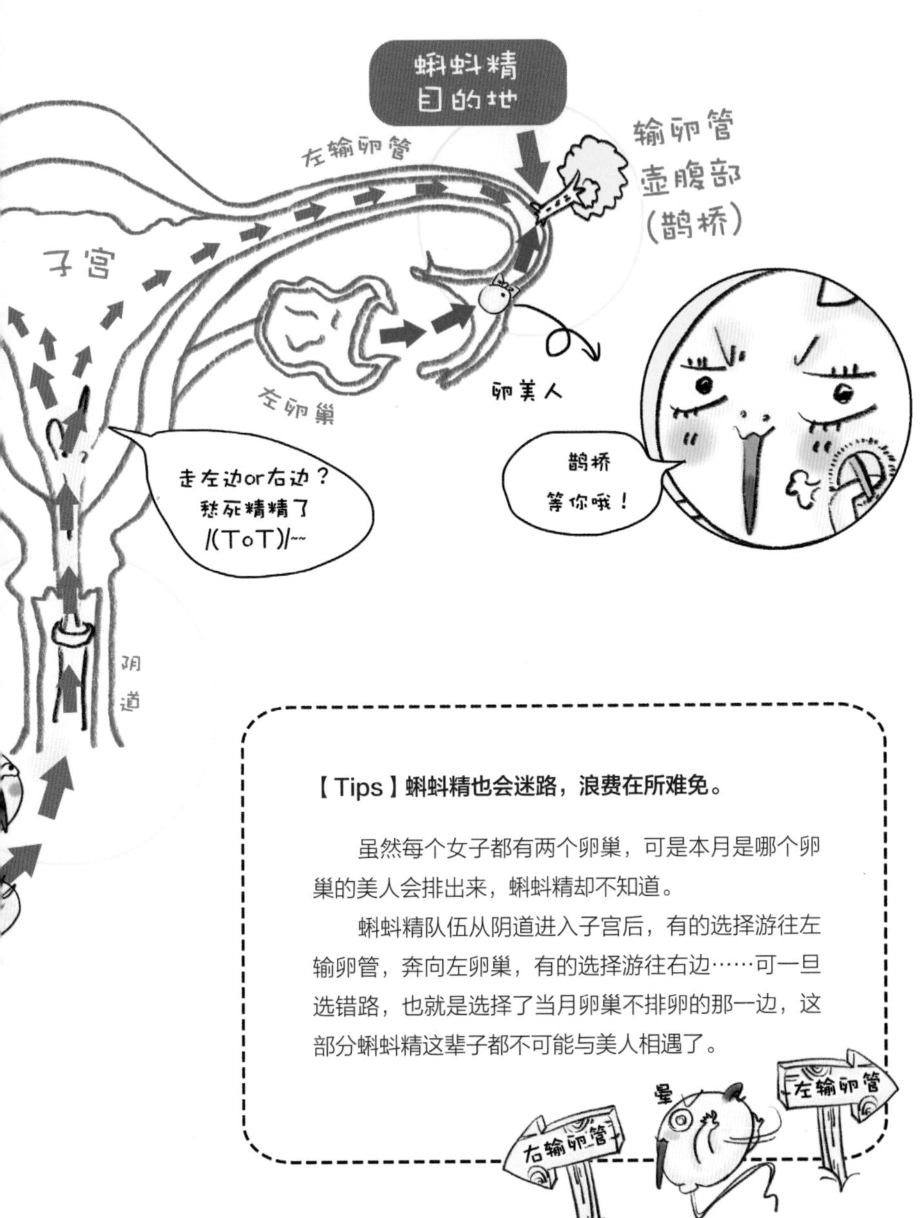

【Tips】蝌蚪精也会迷路，浪费在所难免。

虽然每个女子都有两个卵巢，可是本月是哪个卵巢的美人会排出来，蝌蚪精却不知道。

蝌蚪精队伍从阴道进入子宫后，有的选择游往左输卵管，奔向左卵巢，有的选择游往右边……可一旦选错路，也就是选择了当月卵巢不排卵的那一边，这部分蝌蚪精这辈子都不可能与美人相遇了。

跑第一的厄运

放射冠使得大量精子面临牺牲

没有迷路的蝌蚪精们就这样奔向了他们梦寐以求的卵美人，**可惜的是**……

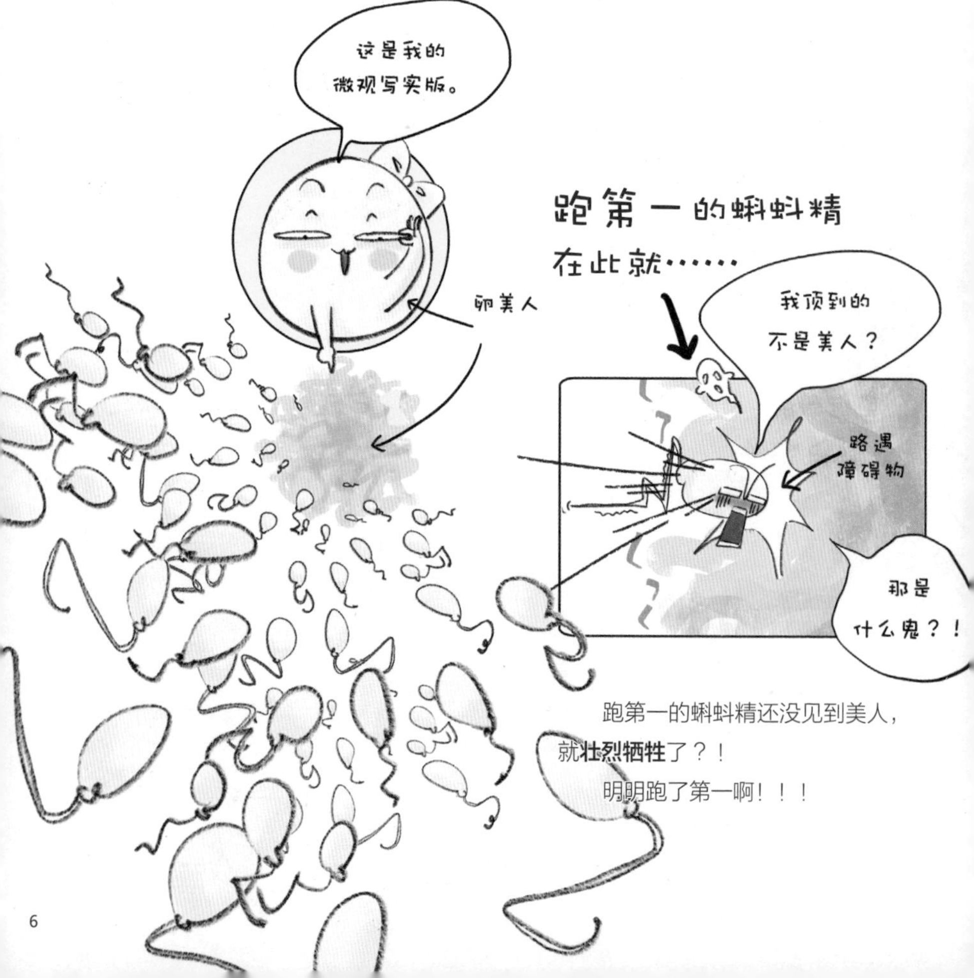

跑第一的蝌蚪精还没见到美人，就**壮烈牺牲**了？！

明明跑了第一啊！！！

因为，
蛐蚪精万万没想到
美人竟穿了……

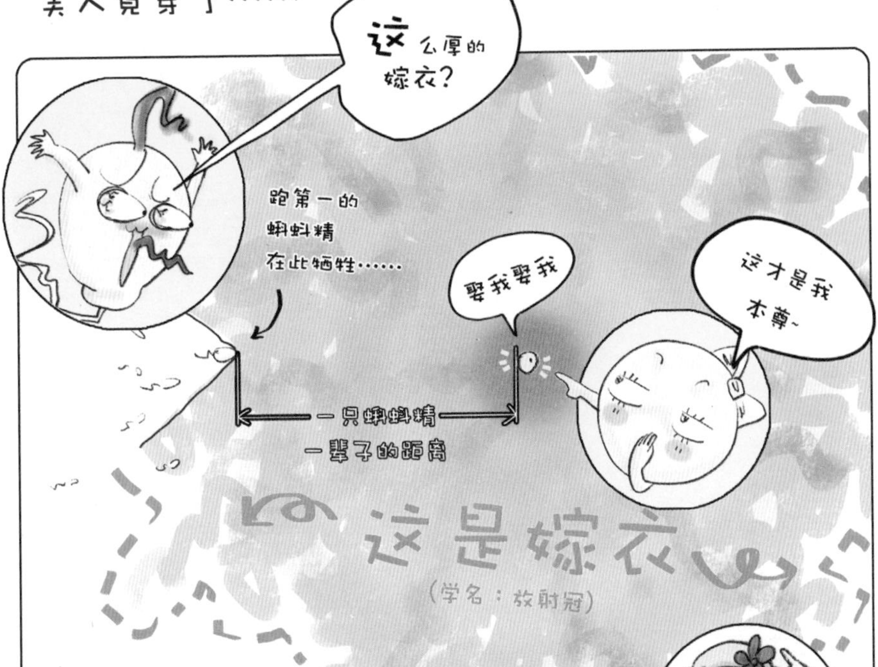

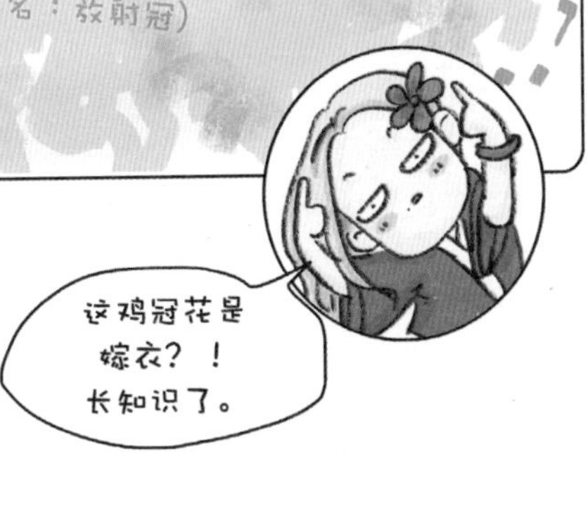

跑第一的蛐蚪精，殊不知脑袋顶到的只是卵美人的……**嫁衣**！！

事实是，蛐蚪精要见到卵美人本尊，**必须脱掉美人厚厚的嫁衣**……

蝌蚪精的脱衣神器

精子穿透放射冠的方法

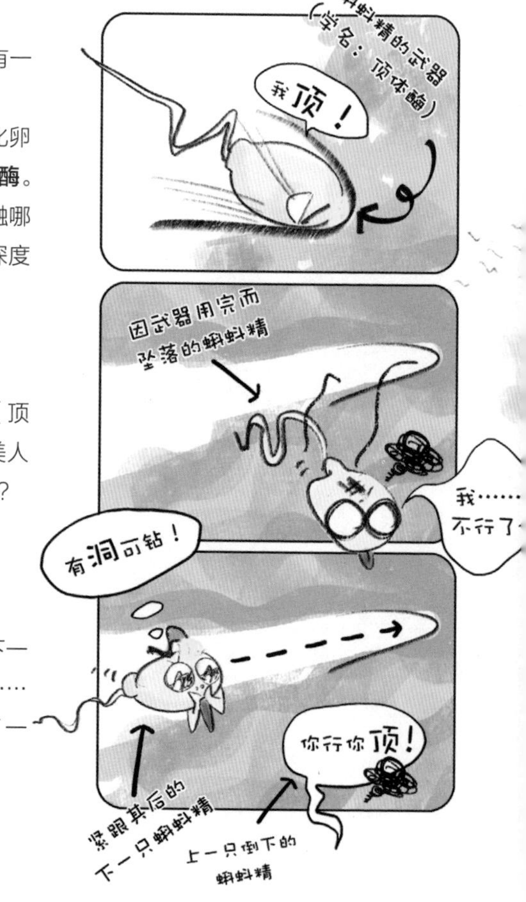

而脱掉卵美人嫁衣的方法，只有一个：**用头顶**！

因为蝌蚪精的头顶上有种能融化卵美人嫁衣（放射冠）的武器——**顶体酶**。

蝌蚪精头上的顶体酶，顶哪儿融哪儿，顶体酶越多，能穿透放射冠的深度越深。

但是……

有没有一只蝌蚪精头上的武器（顶体酶）能从外到内，足够穿透整件美人的嫁衣（放射冠），然后直接夺卵呢？

I’m sorry. “木有”。

于是……

踏着倒下的前辈开辟的道路，下一只蝌蚪精继续往前顶……继续牺牲……下一只再顶……再牺牲……再下一只……

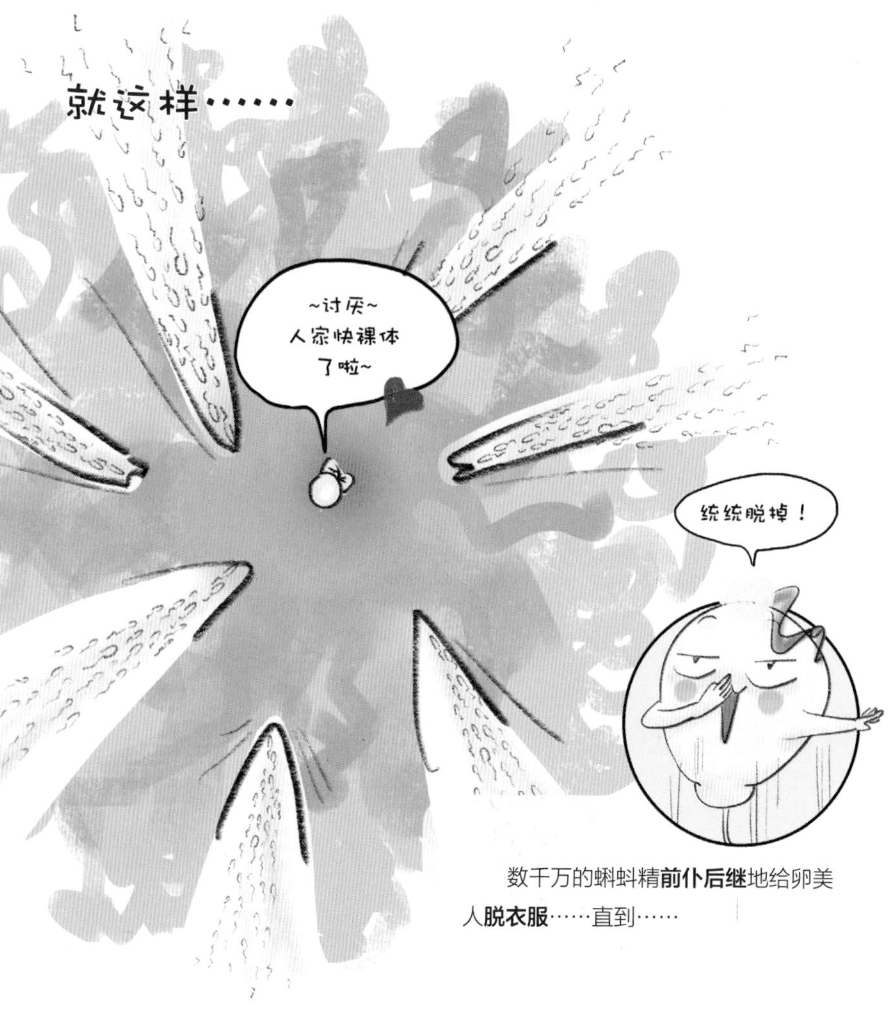

数千万的蝌蚪精**前仆后继**地给卵美人**脱衣服**……直到……

幸运拾漏王的诞生

精子进入卵子体内的时机

直到……

有一只蝌蚪精冲到最前面的时候，已经再也不用给卵美人脱衣服了，因为他已经可以进入卵美人的闺房了（钻进卵子体内）！

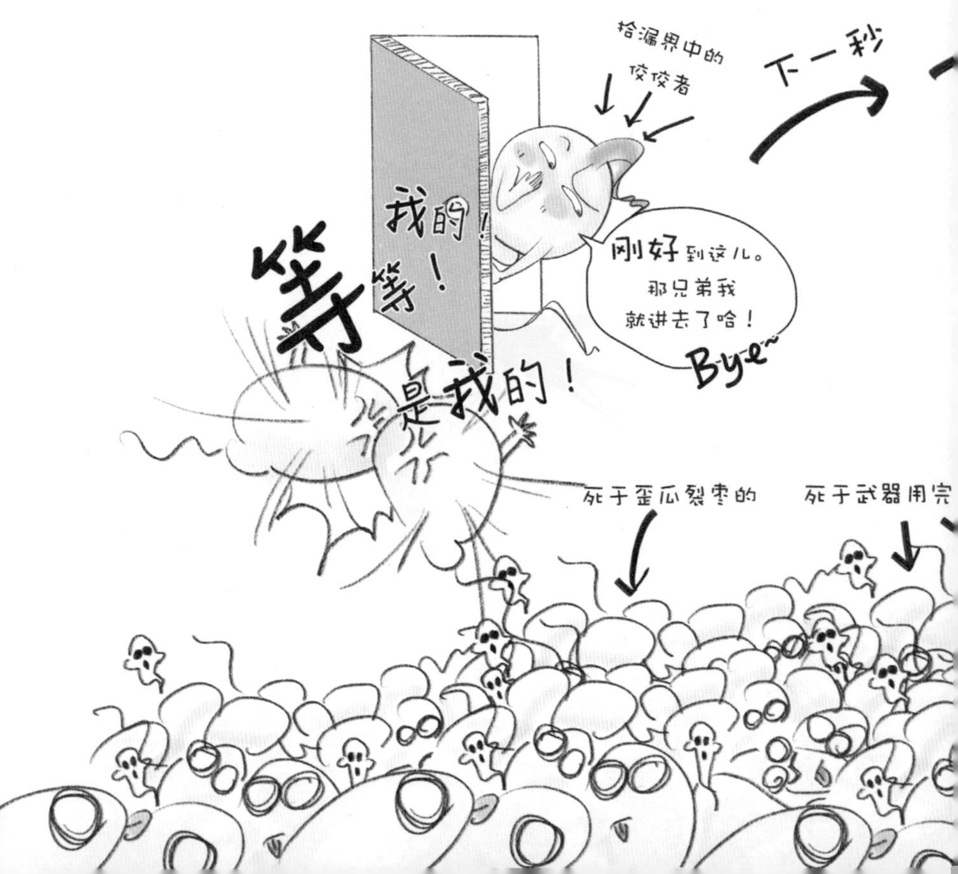

一旦……

有一只蝌蚪精钻进美人的房间，美人就此**谢绝拜访**。后面的蝌蚪精即便再优秀，也将**永远失去**与美人相遇的机会。

美人！
开门！
我就只
差了一步
啊~~
敲门
敲门
关
门
敲门
明明我
更优秀……
我这辈子
算是白过了~
于肺活量不好的
死于跑太快的
对于本精的成功，
我只想说——
这都是命。

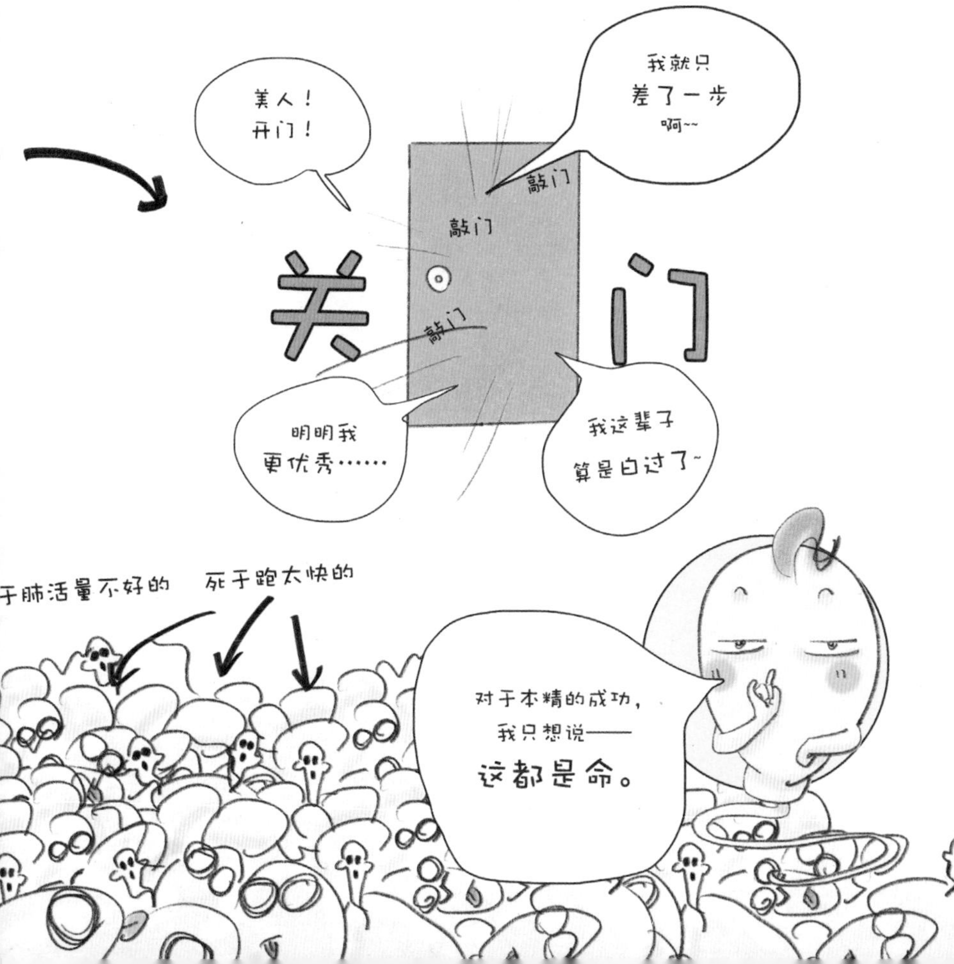

就这样，卵美人和拾了漏的蝌蚪精开始了孕育宝宝的旅程……这，就是精卵界**最完美的相遇**。

这个世界上
谁最美？
当然是你！
你是我见过的
唯一的美人！

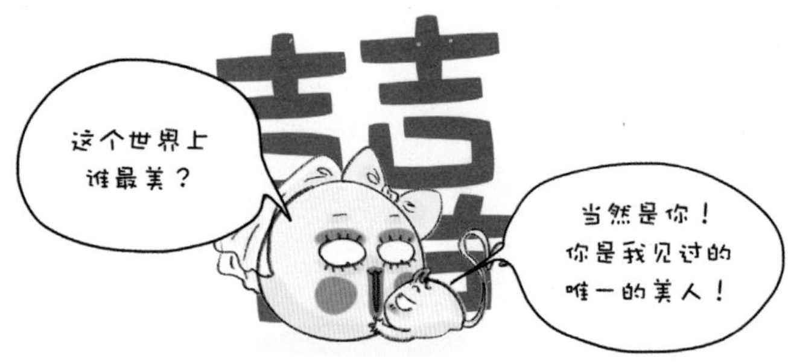

所以，我们虽然不是上亿颗精子中跑最快的，但我们绝对是最幸运的拾漏王！

故事还没结束……

虽然蝌蚪精和卵美人相遇了，但故事还没结束，因为他们的目标是怀个宝宝！这，只是个开始……

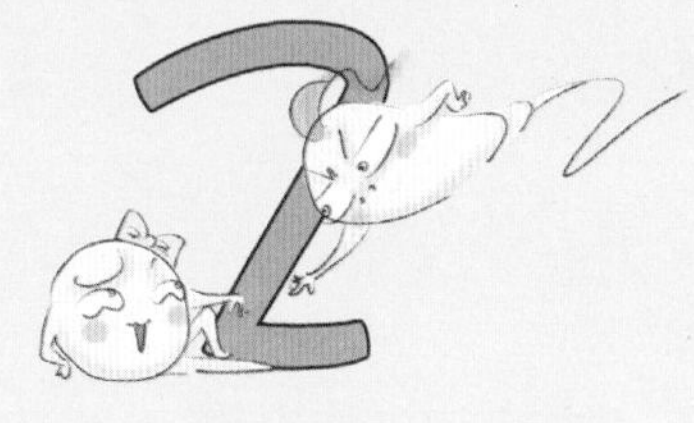

拾漏后
路漫漫

精子和卵子结合后

怎么才能怀孕?

卵美人和蝌蚪精相遇了，就能怀上宝宝吗？

故事就这么结束在蝌蚪精和卵美人的相遇了？想得美！他俩的相遇只是怀宝宝之路的开始啊！

那么，相遇距离怀孕还有多远？现实中是还有一段隧道（输卵管）和一片高粱地（子宫）的距离呢。

【主角】

卵美人＝卵子

蝌蚪精＝精子

受精卵美人＝受精卵

故事的开始由……

囍
钻
钻
钻

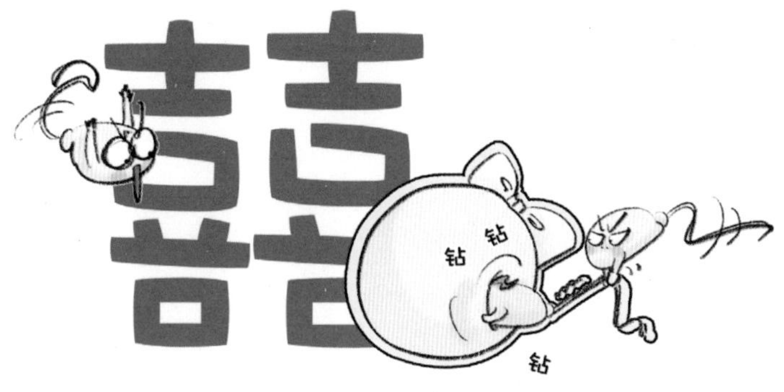

↑受精卵说起。

话说蝌蚪精就是这样闯进卵美人的闺房的。对的，用**钻进去**的方式。从此，卵美人变成了**受精卵美人**。

受精卵美人怀着蝌蚪精的精神（DNA）钻进隧道（**输卵管**）的深处，踏上了**怀宝宝**的路。可她万万没想到……

寂
寞
精精
在我身体里，
心窝里……
受精卵
宝宝，
我来啦~
下一站：隧道
（输卵管）
怀宝宝

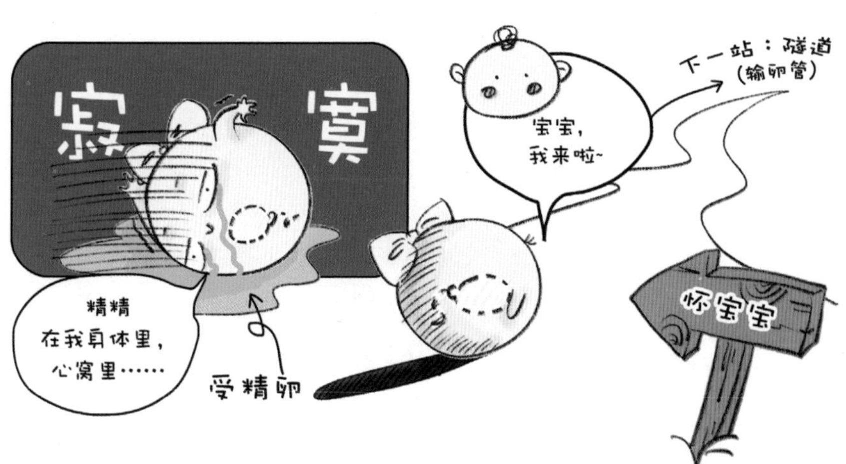

隧道里的“谜之小手”

输卵管与输卵管纤毛细胞的运输作用

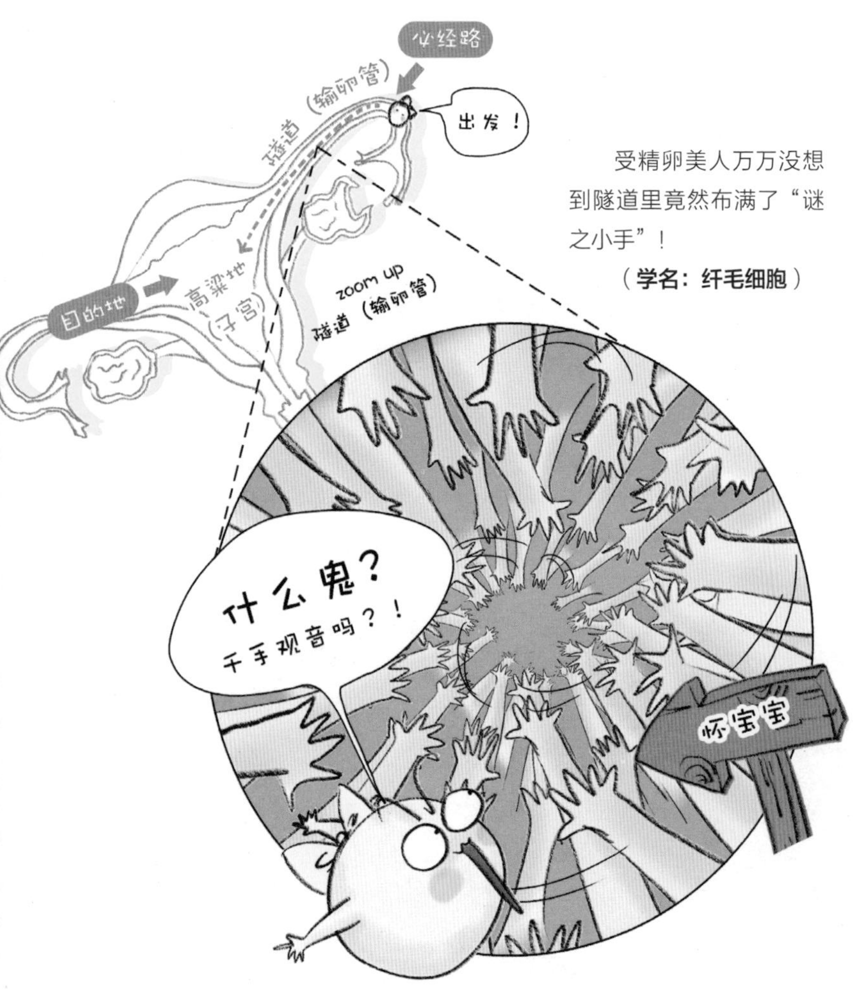

受精卵美人万万没想到隧道里竟然布满了“谜之小手”！

（**学名：纤毛细胞**）

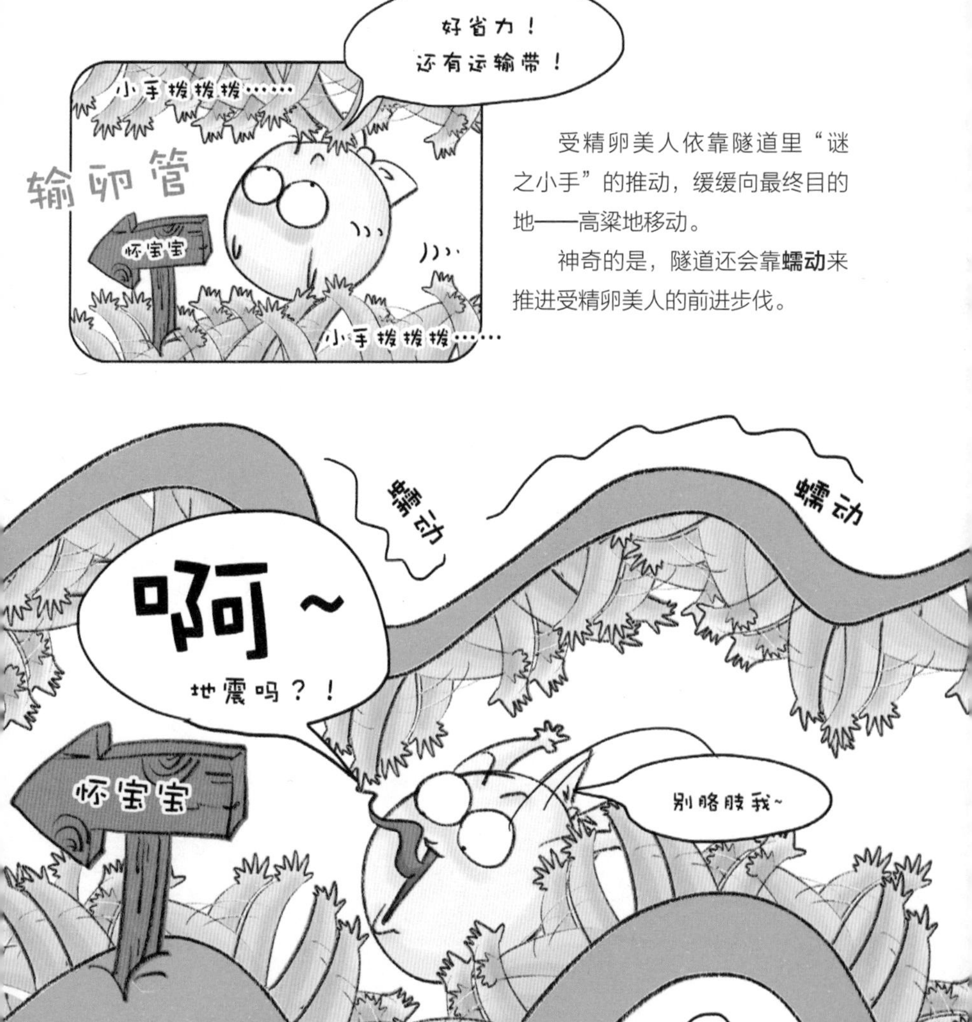

受精卵美人依靠隧道里“谜之小手”的推动，缓缓向最终目的地——高粱地移动。

神奇的是，隧道还会靠**蠕动**来推进受精卵美人的前进步伐。

受精卵美人的慢性子

受精卵从输卵管去子宫着床需要的时间

时间一点点过去了，
受精卵美人还在隧道里……

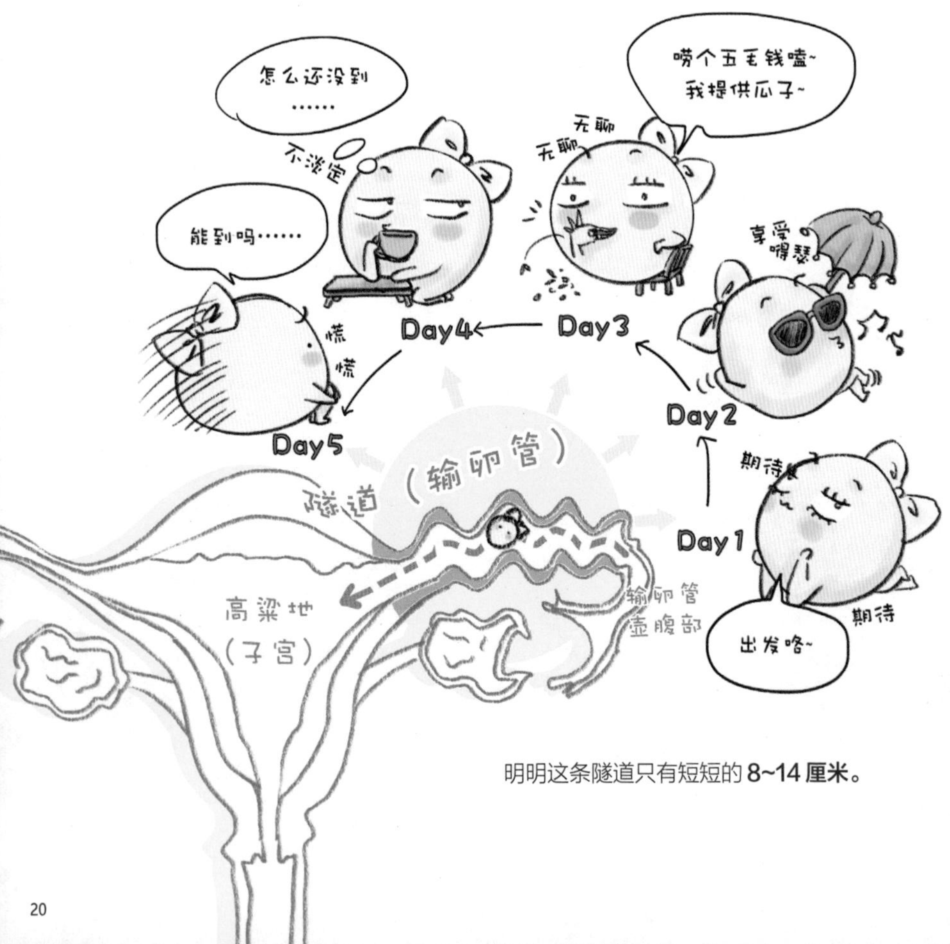

明明这条隧道只有短短的 **8~14 厘米。**

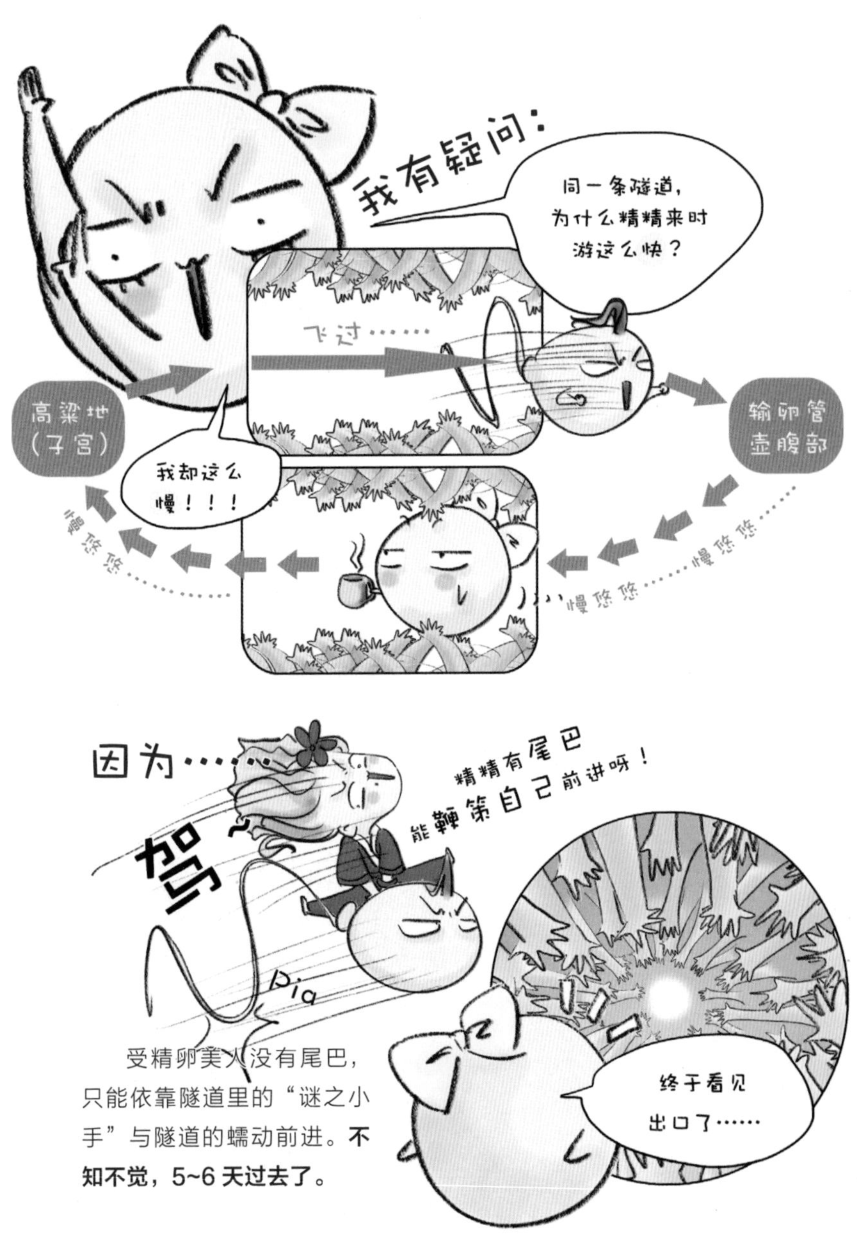

受精卵美人没有尾巴，只能依靠隧道里的“谜之小手”与隧道的蠕动前进。**不知不觉，5~6 天过去了。**

高粱地里的“床事”

受精卵如何在子宫内膜着床

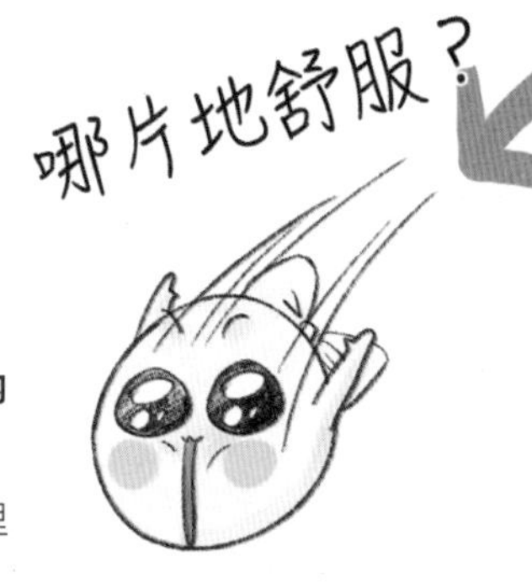

择一地儿上床……

受精卵美人从隧道钻出来的那一瞬间，映入眼帘的是一片肥厚的红高粱地（**子宫内膜**）！没错，这就是**孕育宝宝的地方**。

于是，美人开始在这一大片红高粱地里寻觅孕育宝宝的地方了……

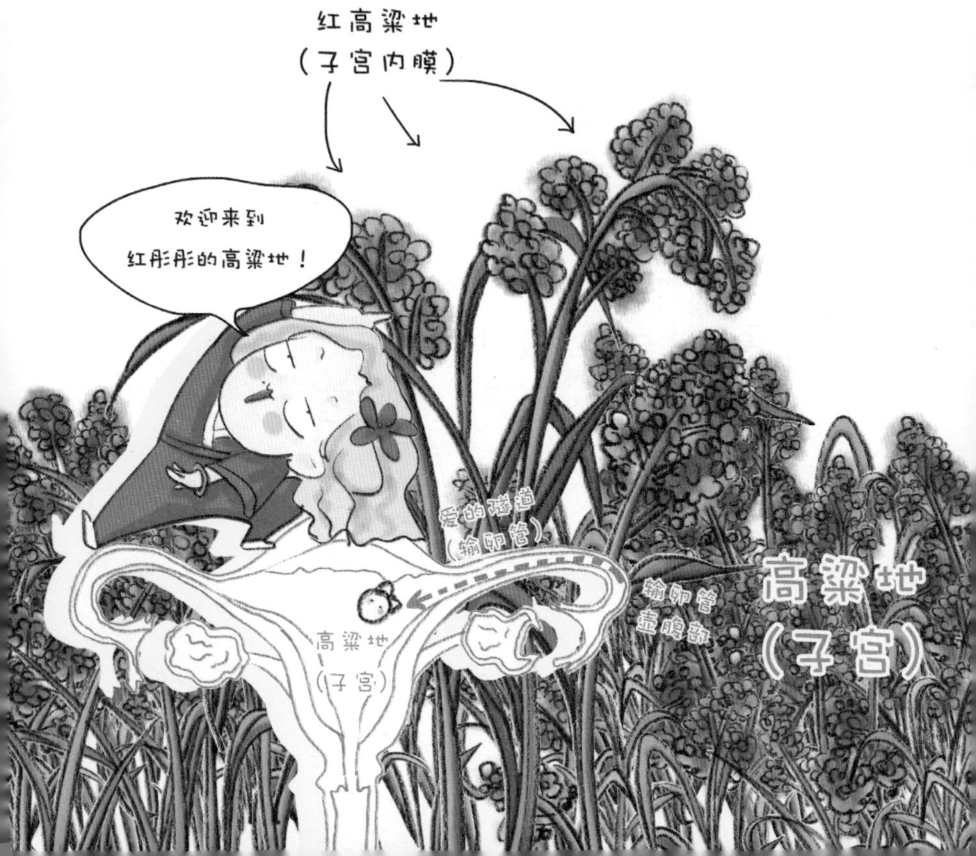

受精卵在高粱地寻寻觅觅，终于选择了一片质地松软、肥沃舒适的**高粱地**，悄悄地着了床。

着床后的受精卵逐渐被肥厚的高粱地完全覆盖。

Come on!
抱紧我！覆盖我！

孵出个
萌宝宝~
营养
激素

肥沃的高粱地给受精卵提供了**丰富的营养和水分**，这颗受精卵就在这儿扎了根。随之她就通过**血液里升高的 HCG 值**向外界发布消息：

一个**新生命**在这片土地中**诞生，俗称：怀孕了**。

草堆在长大！

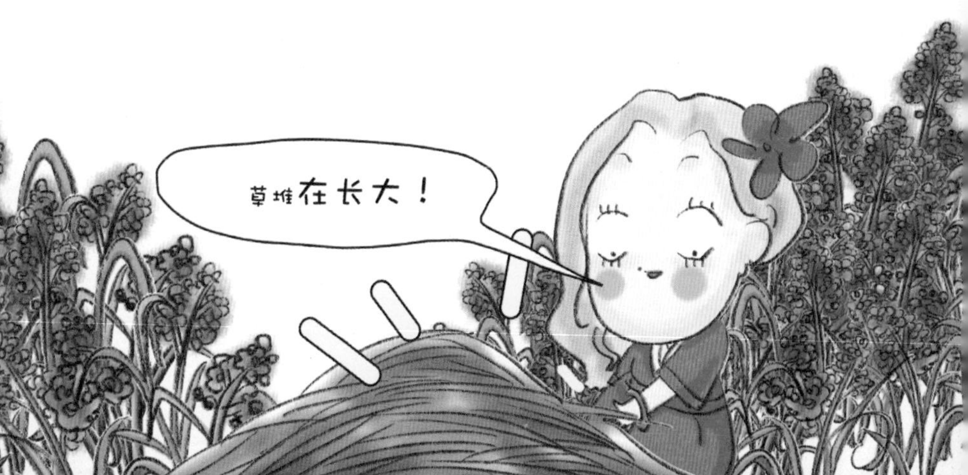

如果上床大计失败

受精卵着床失败的结果

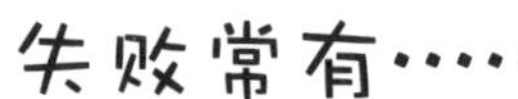

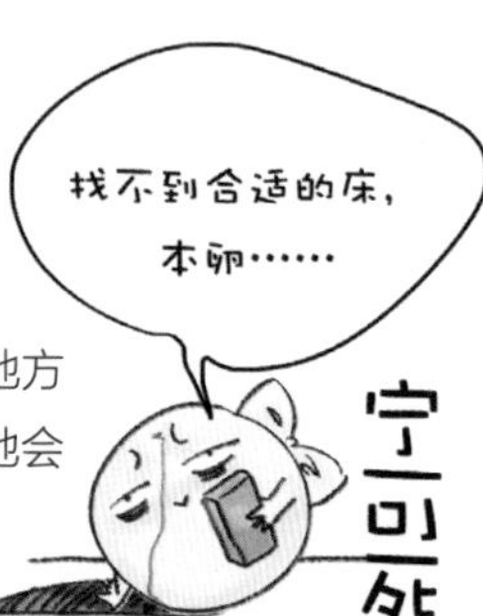

如果受精卵找不到合适的地方着床……别害怕！一般情况下她会默默地消失在人间……

但若走错……

但如果她寻寻觅觅，犹犹豫豫，乱闯乱撞……一个不小心走了回头路，例如又回到隧道……

万一去了一个不适合着床的地方着床，虽然最终也会消失在人间，但消失前很可能会搞个“血流成河”。

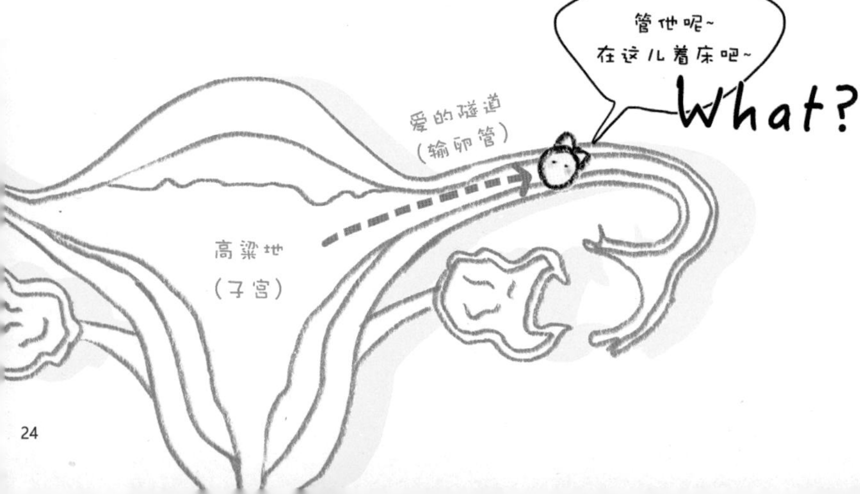

管他呢~
在这儿着床吧~
What?
爱的隧道
（输卵管）
高粱地
（子宫）

后果很严重……

万一受精卵在输卵管着床，并开始长大，这可就是传说中的**宫外孕**了呀！但不用慌，发生宫外孕的概率其实是很微小的。

一旦发生宫外孕，随着受精卵的茁壮成长、越来越大，她的生存空间将越来越小……最后，输卵管不得不被变大的受精卵**撑爆**……宫腔内就“血流成河”了……

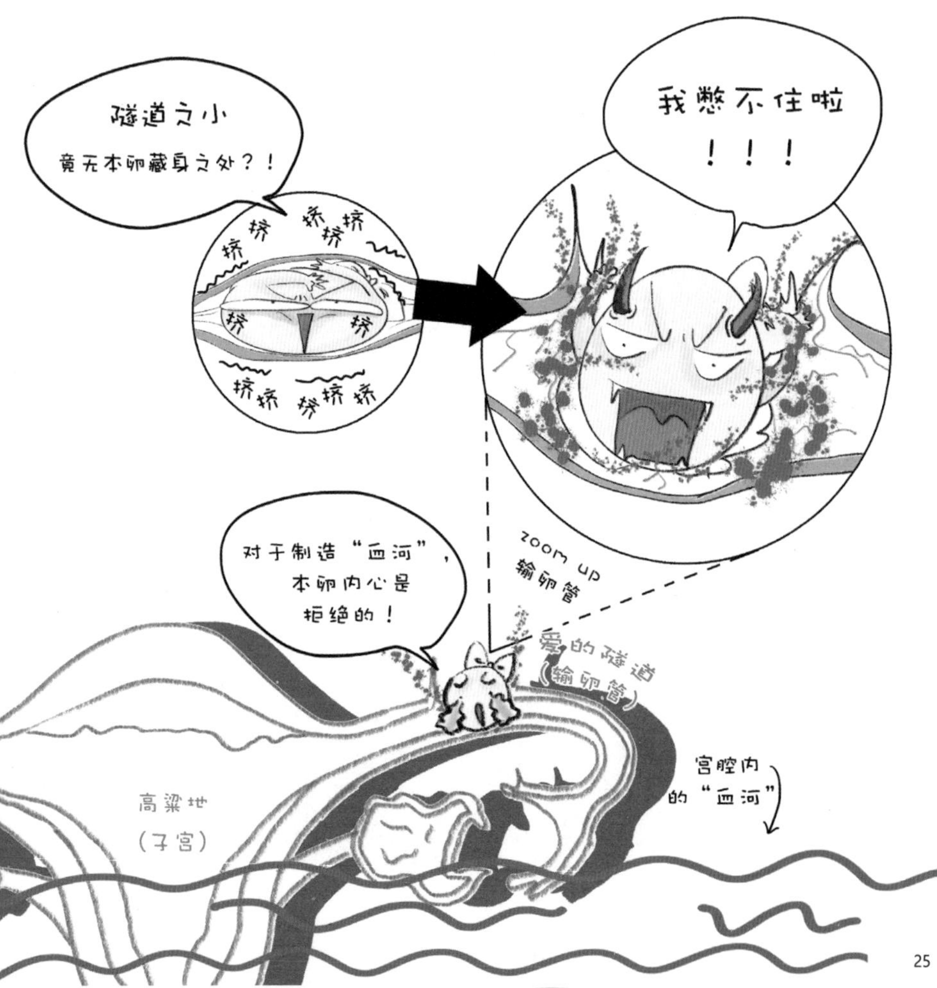

我的高粱地，为你而铺

子宫内膜的生长周期与受精卵的密切关系

子宫内膜的**生长周期**若以一个正常月经周期 28 天为例，它的**时间表**是这样的→→→

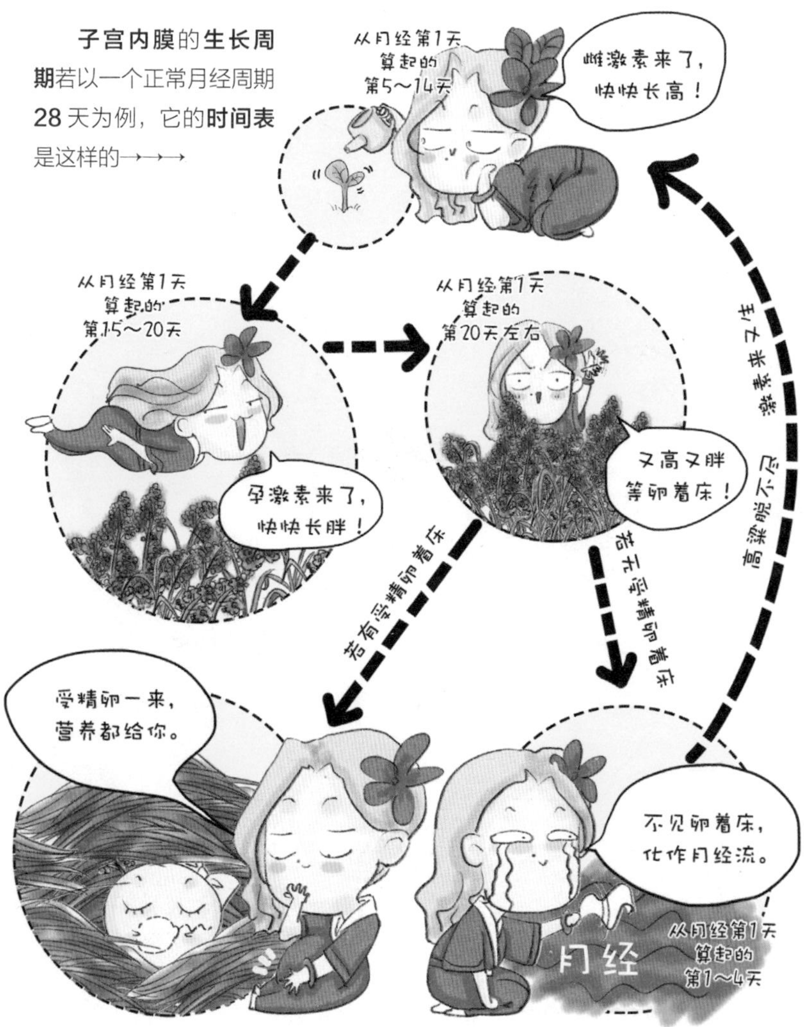

一个宝宝的诞生，就这么奇妙。

万万没想到，蝌蚪精和卵美人的故事是这样的吧，更超乎您想象的还在后面呢。

女人30

对于生孩子这样的人生大事，大头我可是在婚前就设立了明确的目标！所以27岁那年，我在孩子她爸求婚的时候，就向他提出了规划已久的生娃目标。哈哈哈(^—^)V

我想在30岁之前生娃。
言下之意：
①我不是丁克。
②请注意，我是希望在30岁之前"生出来"，不是"怀上"哦！
幼稚肤浅的二字头女人
非得30岁前？女人就这么在乎30这个数字吗？当然！
30前是年轻，30后是大龄。
30岁

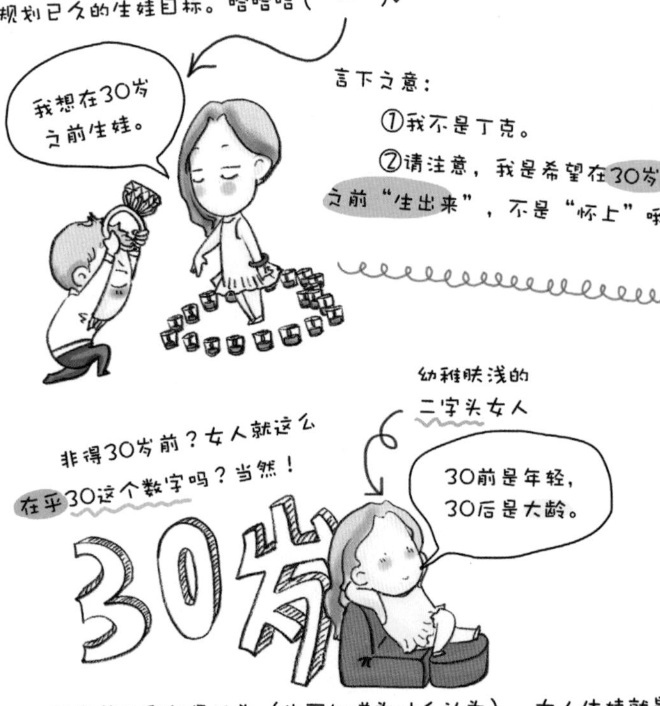

30岁前的我就是认为（也不知道为什么认为），女人生娃就是要趁30岁前，年纪再大就生不出了（也不知道从哪儿来的观点）。如今我作为生殖界的红娘，终于能抱有科学的观点看待这个问题了：女人生娃的分水岭压根儿不是30岁！是多少？我会在后面第4章"卵美人的身世之谜"告诉您！

二人世界

婚后的我俩朝着“30岁前生出娃”的小目标，开始认认真真地避孕……避孕？！

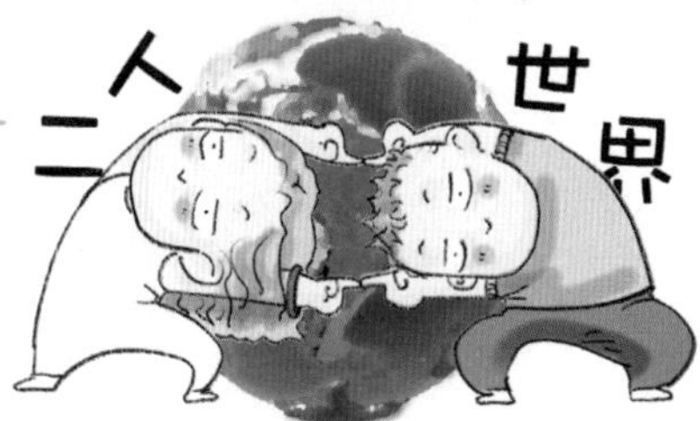

孩子她爸说：

“有了孩子，二人世界还没开始，就得结束了。先过两年二人世界再要孩子吧。”听起来，倒是挺有道理……

谜之自信

但男人似乎对于「怀孕」，都有着「谜之自信」……大多数的他们天真地认为“怀孕不过是一个晚上搞定的事情”而已，例如29岁开始备孕，30岁前娃就出来了……

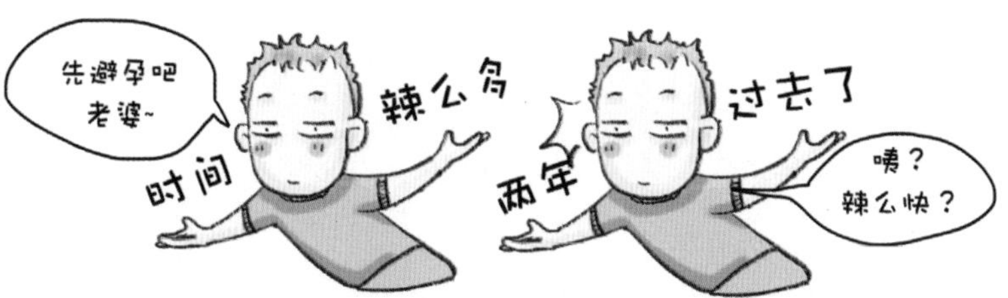

后来我才发现，多少人过着过着二人世界，一不小心就过了最佳生育年龄。然后拼了命地想要娃，却迟迟要不到……

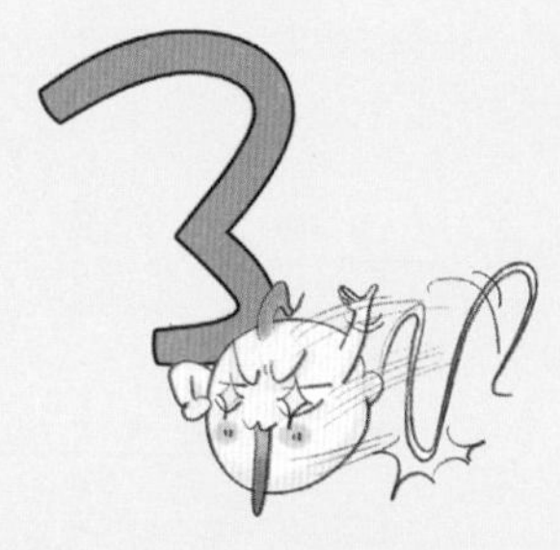

蝌蚪精的身世之谜

精子是怎么生成的？

“封山育林 3 个月”真有科学依据吗?

都说备孕期间要禁酒、禁烟，俗称“封山育林”，而且一封就是 3 个月。究竟 3 个月这具体的时间期限是哪来的? 换句话说，如果那一夜酒后没隔 3 个月就同房了，会不会因此降低怀孕的概率?

现在大头就来告诉您，那一夜同房的蝌蚪精质量，不是由那一夜决定的! 而要追溯到 3 个月之前……

一切您要的解释，都在下面的故事里……

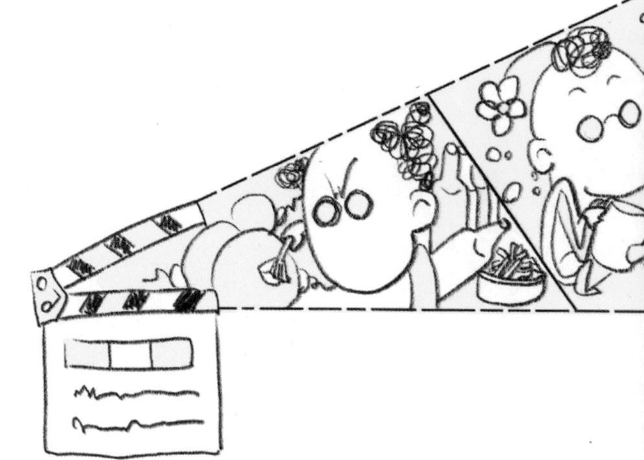

【主角】

蝌蚪精 = 精子

造型师傅 = 睾丸

运动精灵 = 附睾

掺水销售 = 输精管

话说……

无论质量好坏，每一只蝌蚪精的成功出手（射出）都要涉及 **3 个关键人物!**

ON SALE
活力美精！
值得拥有！
活力美精
激情来买
活力美精~
好吸引！

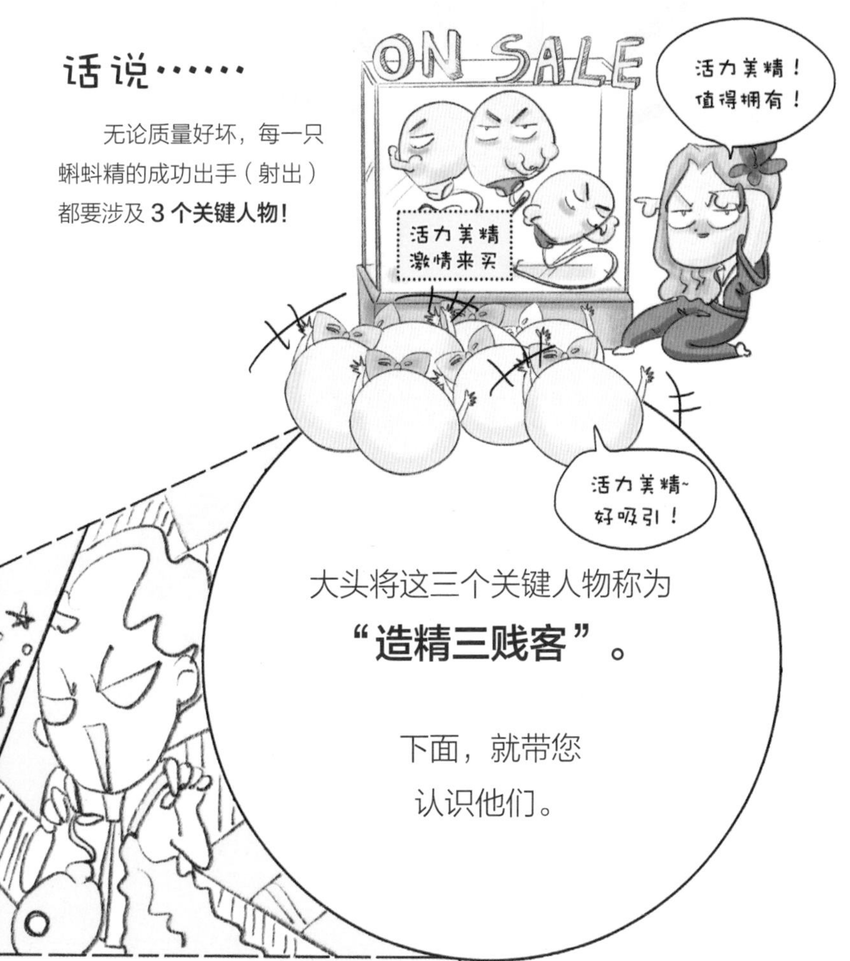

大头将这三个关键人物称为

“造精三贱客”。

下面，就带您

认识他们。

探秘“造精三贱客”工作室

睾丸、附睾、输精管

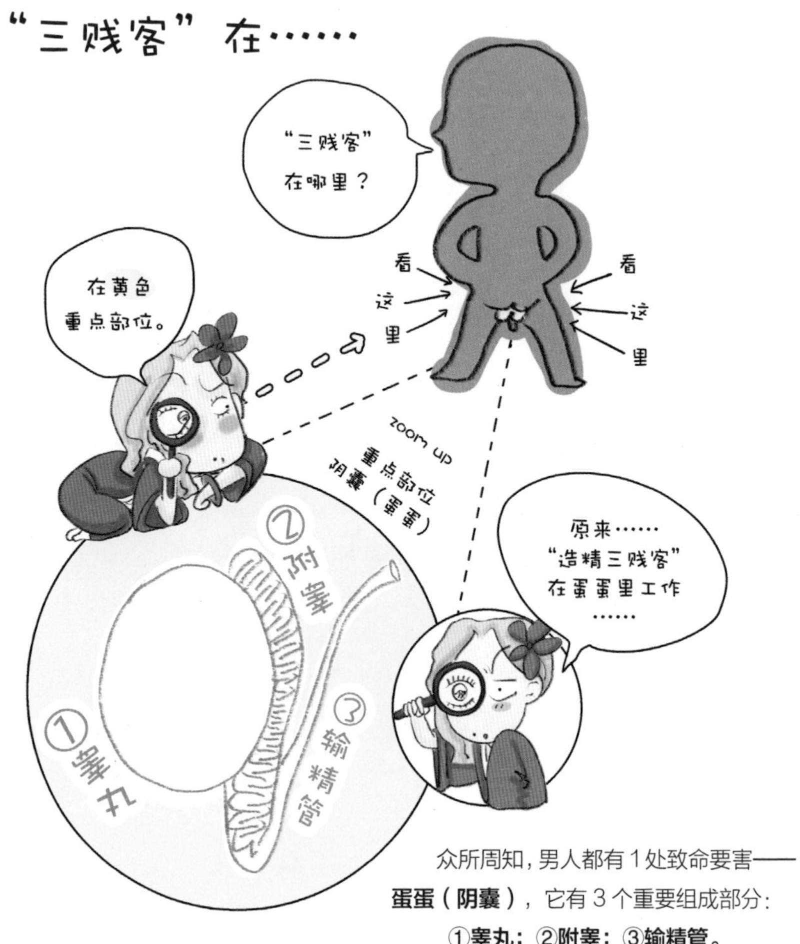

众所周知，男人都有1处致命要害——**蛋蛋（阴囊）**，它有3个重要组成部分：**①睾丸；②附睾；③输精管。**蝌蚪精就是通过①②③生产出来的。

造精原材料：旱鸭子“璞精”

精原细胞

一开始……

当蝌蚪精还不是蝌蚪精的时候，他只是颗**“璞精”（未经打造的精子）**。**他既不会游泳，也没有蝌蚪的造型**，更像颗未经雕琢的圆头璞玉……

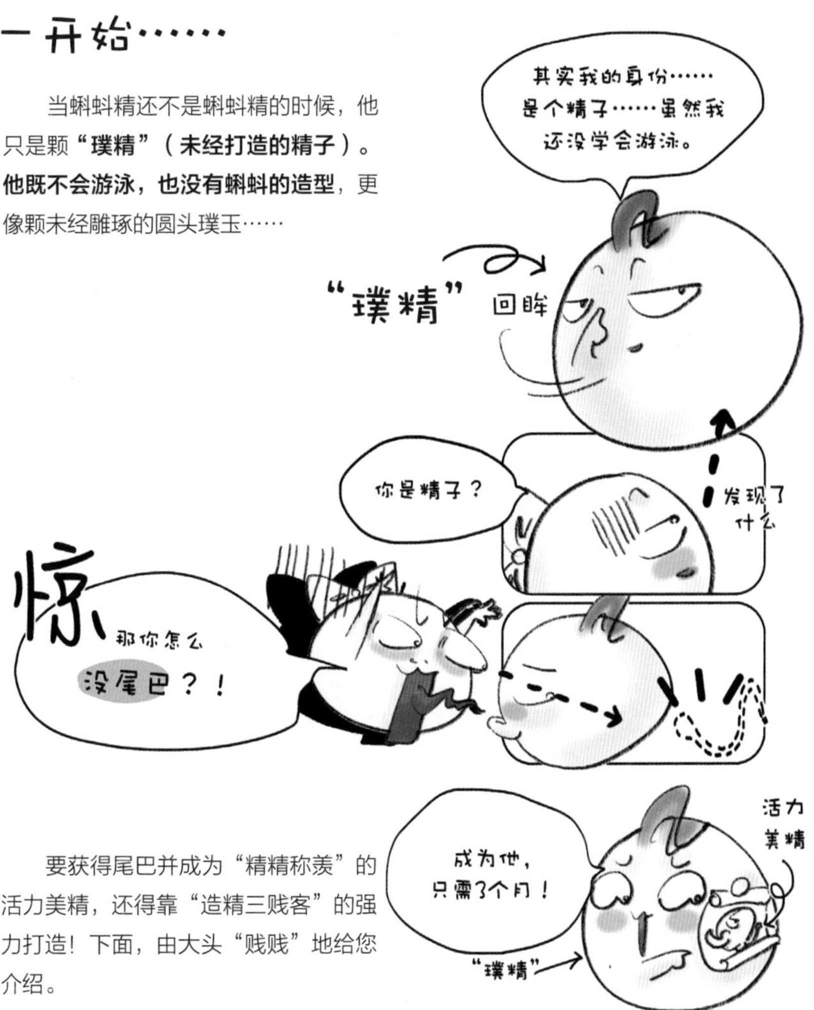

要获得尾巴并成为“精精称羡”的活力美精，还得靠“造精三贱客”的强力打造！下面，由大头“贱贱”地给您介绍。

“造精三贱客”之
“第1贱”

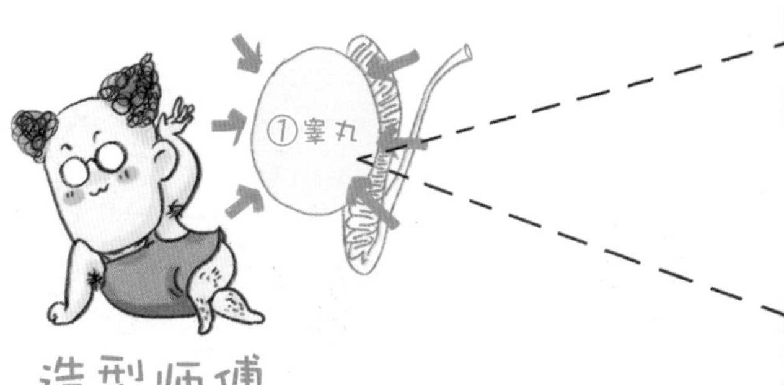

造型师傅

工作地点：睾丸

造精第一步：凹造型

睾丸在造精过程中起到的作用

造型师傅负责……

顾名思义，造型师傅主要负责**凹造型**。他有两个特点：

①勤奋。他每时每刻都在将“璞精”打造成蝌蚪精的造型。由此可见，蝌蚪精不是同房的时候才生产出来的，而是时刻处在打造中。

②脆弱。他是“三贱客”中意志力最薄弱的“一贱”，造精水准最容易受外界影响。

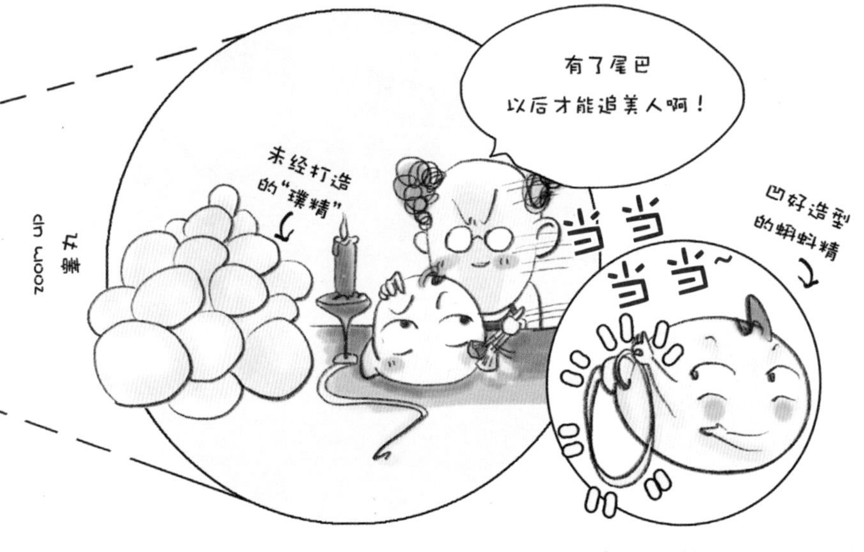

“世事难全”……

当然，造型师傅也不是神，手艺难免有**失准**的时候。

什么时候会失准呢？

四宗罪

影响精子质量的四个习惯

第一罪：喝酒

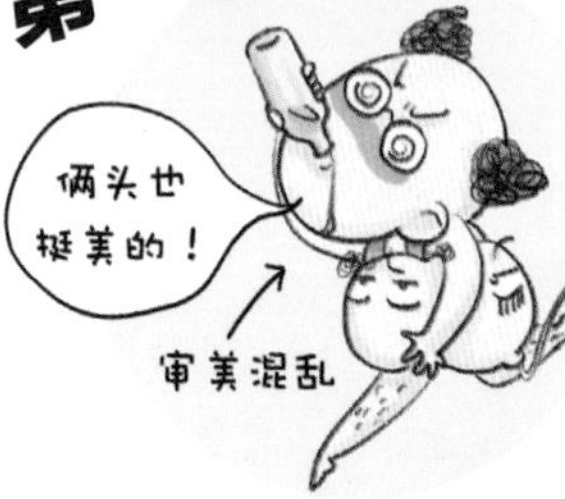

俩头也
挺美的！
审美混乱

第二罪：抽烟

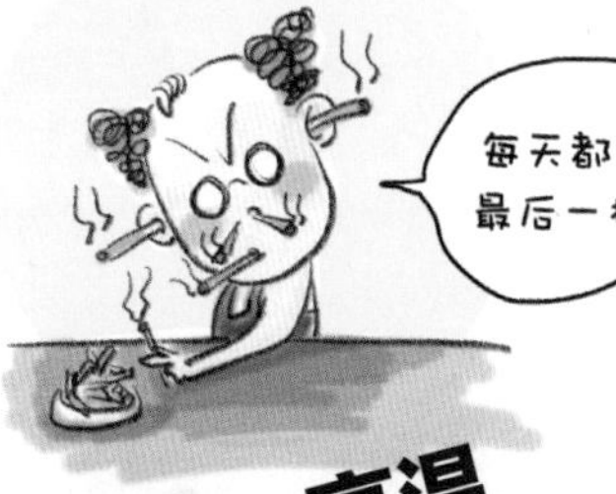

每天都是
最后一根~

第三罪：疲劳

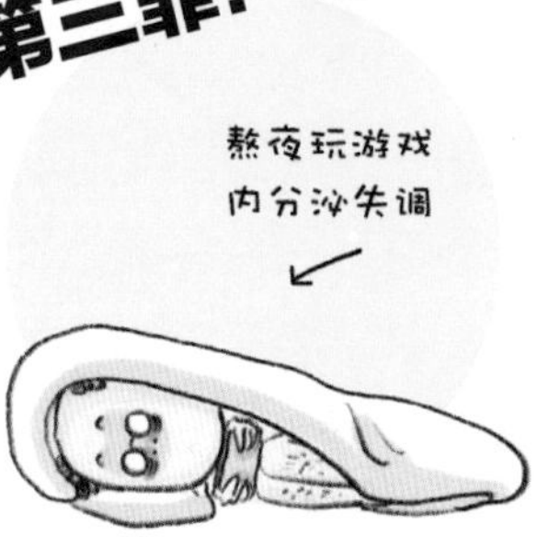

熬夜玩游戏
内分泌失调

第四罪：高温

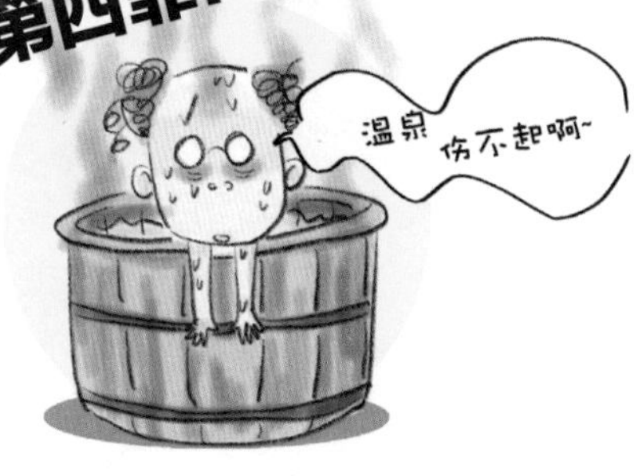

温泉
伤不起啊~

【Tips】蛋蛋需要凉快

蛋蛋是全身最凉快的地方，大约比体温**低个3℃**。所以，所有**“裤裆热”**的事情，如穿紧身牛仔裤、久坐不起、厨师的高温作业、长时间驾车、将笔记本电脑放在双腿上使用等，都会影响造型师傅的手艺。

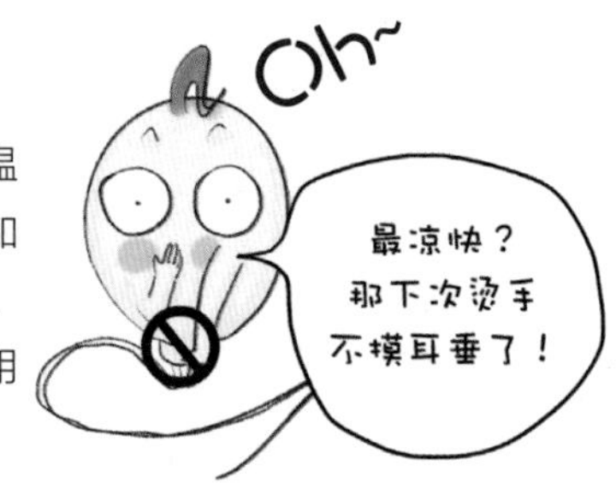

丑蝌蚪

畸形精子

一旦失手……

一旦造型师傅的手艺受到影响，蝌蚪精很可能变这样。

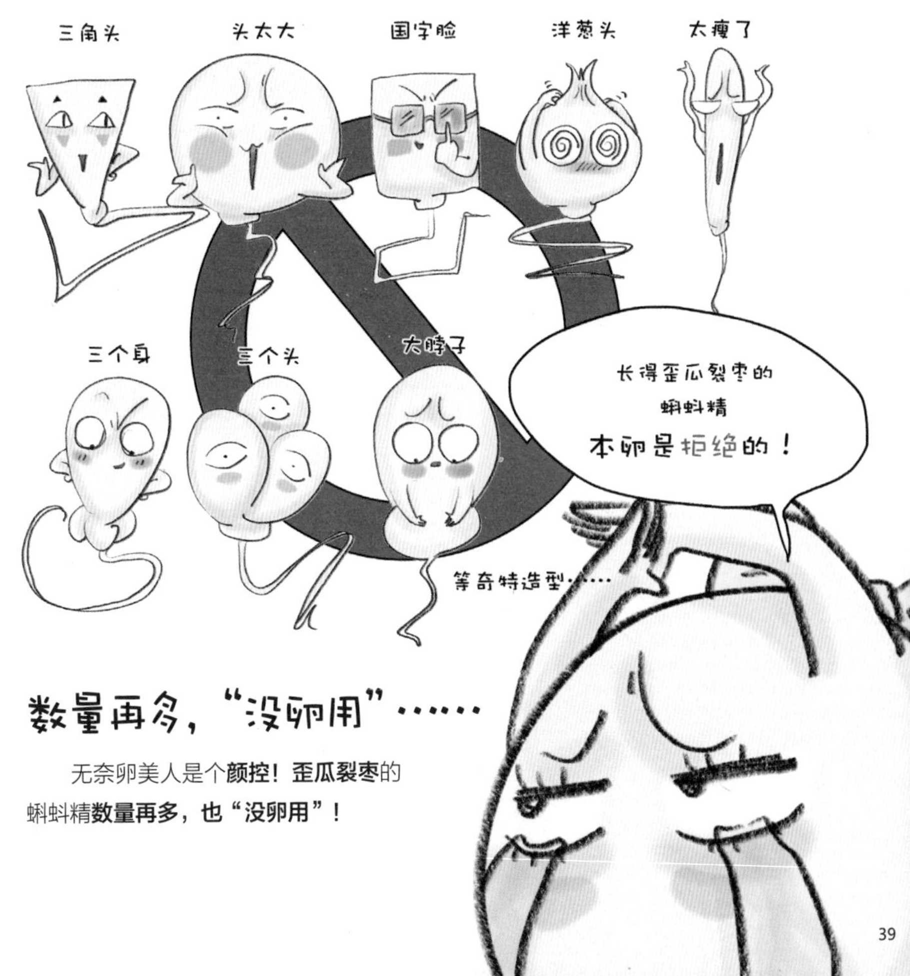

数量再多，“没卵用”……

无奈卵美人是个**颜控**！**歪瓜裂枣**的蝌蚪精**数量再多，也“没卵用”！**

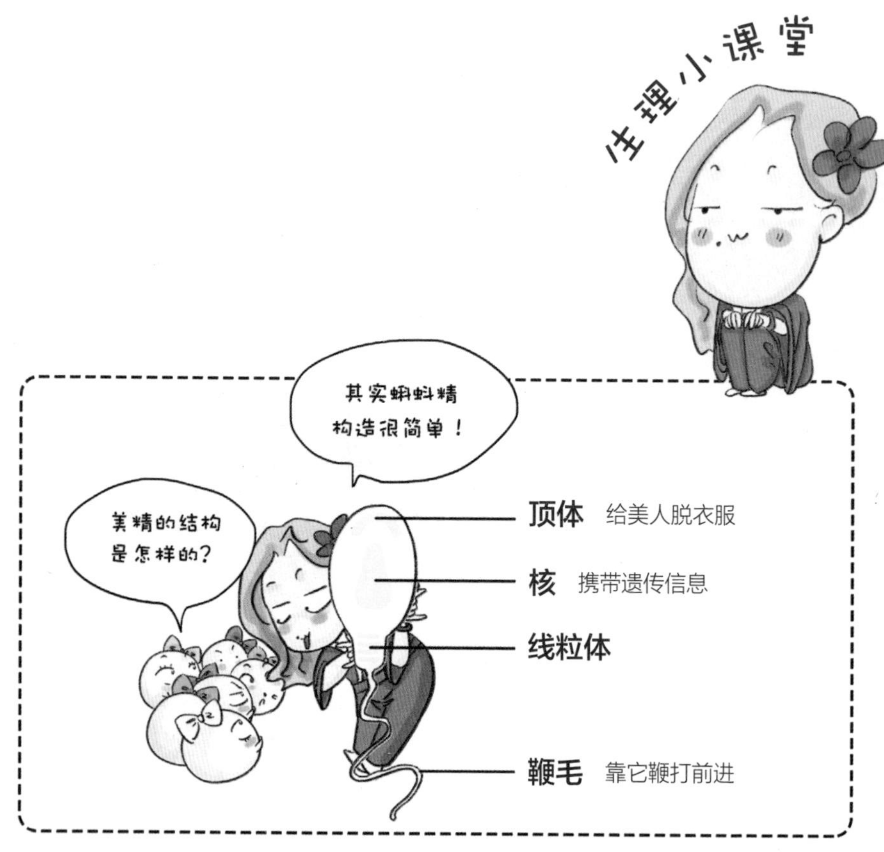
生理小课堂
其实蝌蚪精
构造很简单！
美精的结构
是怎样的？
顶体 给美人脱衣服
核 携带遗传信息
线粒体
鞭毛 靠它鞭打前进

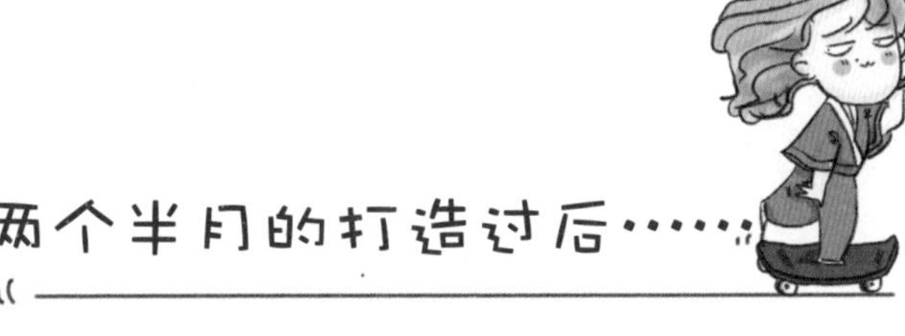

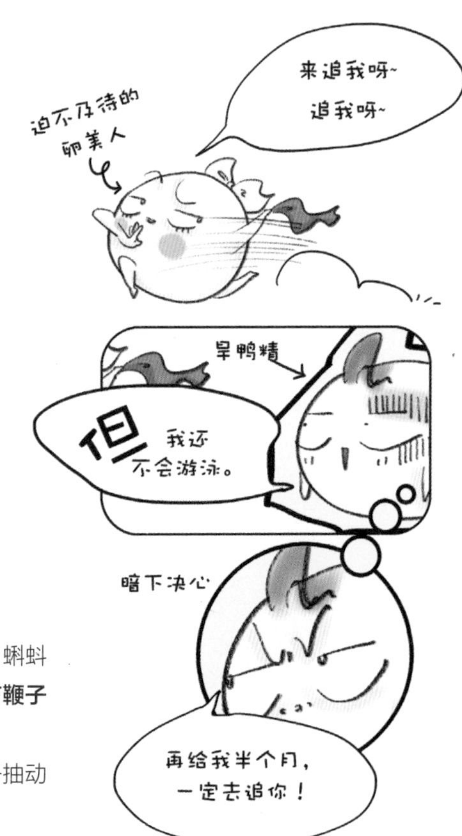

经过造型师傅**两个半月**的打造后，蝌蚪精终于拥有了鞭子一样的尾巴，但**光有鞭子抽不动有“毛”用?**

“下一贱”——**运动精灵**能让鞭子抽动起来！让蝌蚪精游得飞起来！

“造精三贱客”之
“第2贱”

造精第二步：动起来

附睾在造精过程中起到的作用之一

运动精灵会魔法……

听说在附睾工作的运动精灵**会！魔！法！**他一施法，能让蝌蚪精的尾巴获得运动的力量，从而**鞭策自己前行，勇夺美人**。

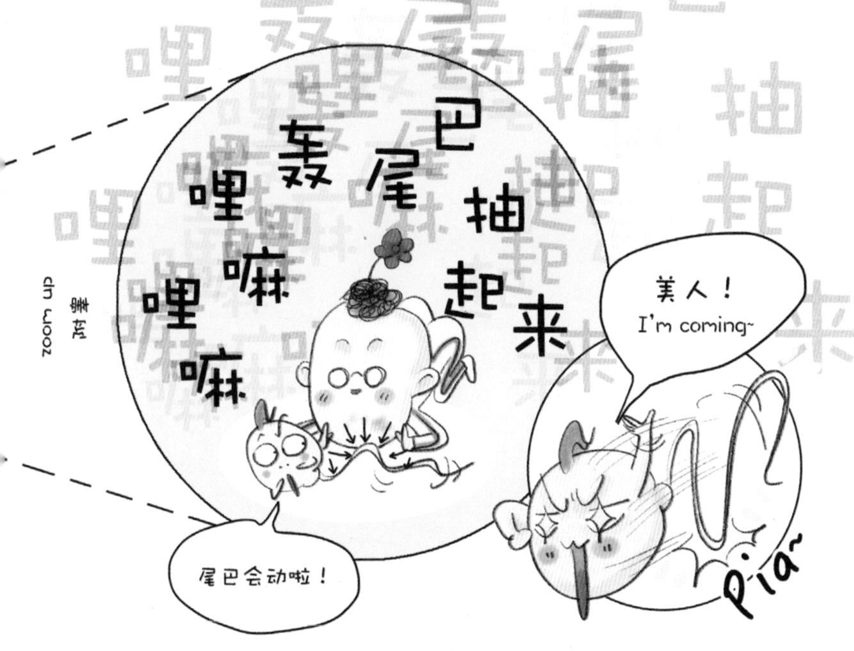

但美人不会时常有……

正因为美人不会时常有，所以蝌蚪精也不是随时都被需要的。从运动精灵手中获得运动的能力之后，蝌蚪精都**存在哪儿**呢？

造精第三步：先存着

附睾在造精过程中起到的作用之二

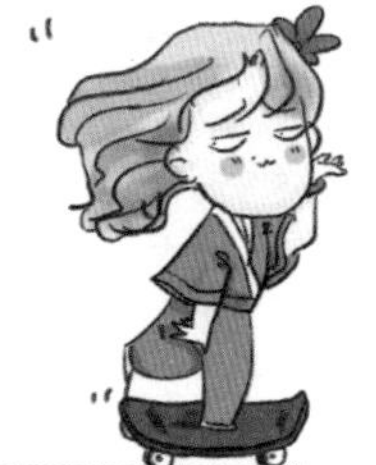

半个月又过去了……

经过 3 个月的造型和施法之后，一只完整的蝌蚪精终于新鲜出炉！但卵美人不常有，这持续出炉的蝌蚪精不能排出体外怎么办呢？先存着呗！

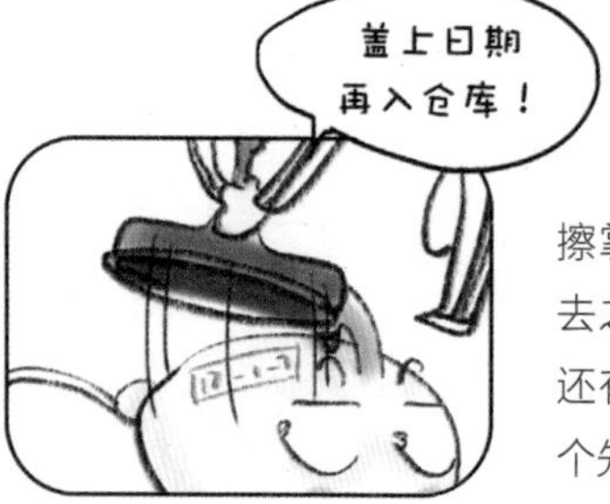

盖上日期
再入仓库！

正当刚出炉的蝌蚪精摩拳擦掌，以为下一秒就能被派出去之时，才发现挤在他前面的还有这么多前辈……但凡事讲个先来后到。

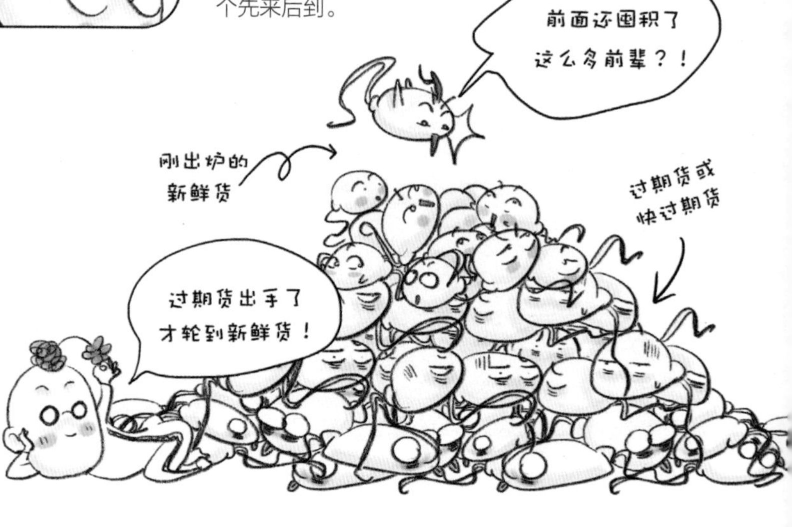

前面还囤积了
这么多前辈？！

刚出炉的
新鲜货

过期货或
快过期货

过期货出手了
才轮到新鲜货！

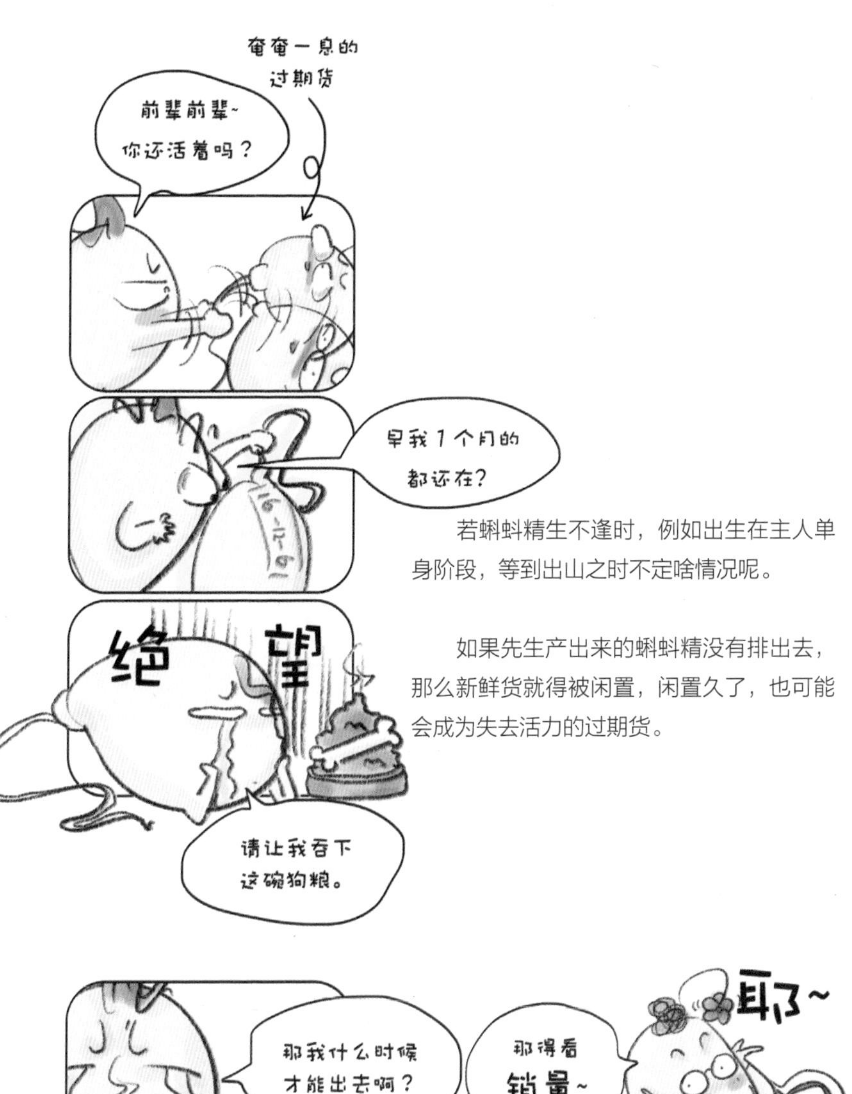

若蝌蚪精生不逢时，例如出生在主人单身阶段，等到出山之时不定啥情况呢。

如果先生产出来的蝌蚪精没有排出去，那么新鲜货就得被闲置，闲置久了，也可能会成为失去活力的过期货。

造型师傅和运动精灵的造精生产线

睾丸、附睾的造精功能

在讨论销量前，我们先回忆一下这 3 个月整个**造精生产线是怎么运作的**，造出来的蝌蚪精又怎么储存的吧！

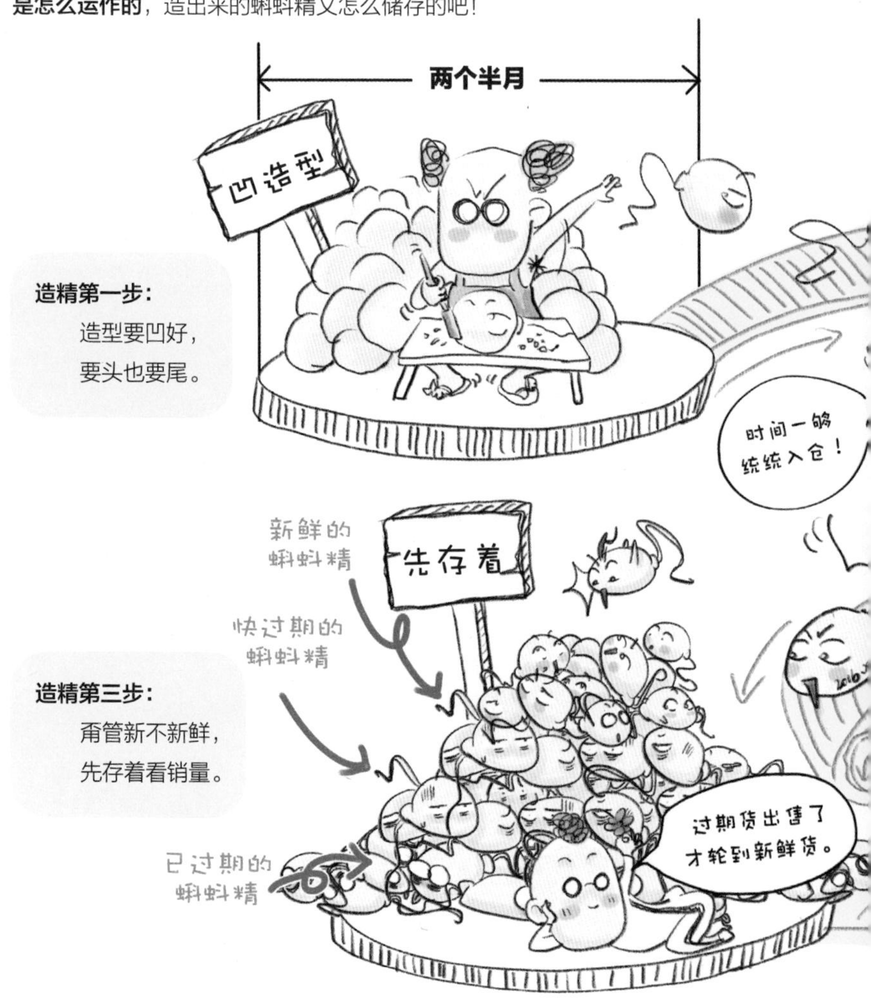

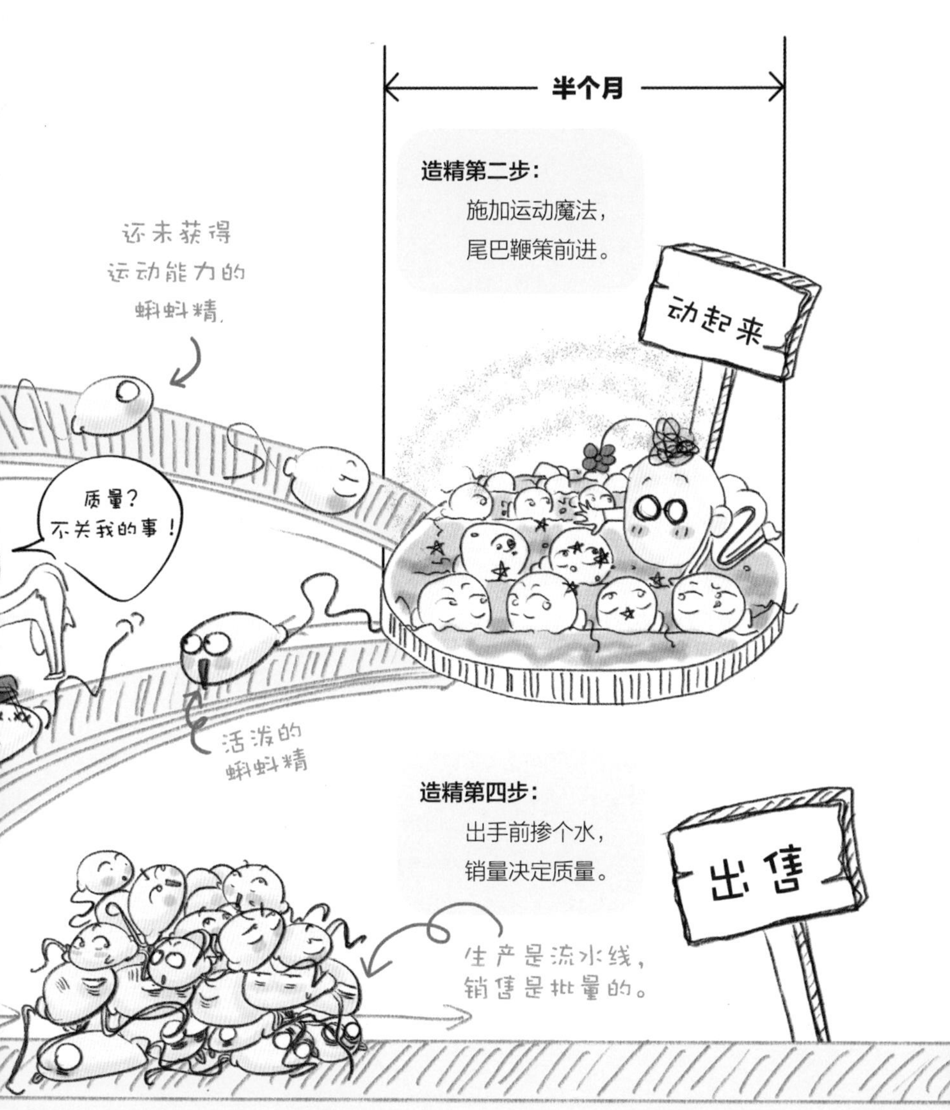
半个月
造精第二步：
施加运动魔法，
尾巴鞭策前进。
动起来
还未获得
运动能力的
蝌蚪精。
质量？
不关我的事！
活泼的
蝌蚪精
造精第四步：
出手前掺个水，
销量决定质量。
出售
生产是流水线，
销售是批量的。

“造精三贱客”之
“第3贱”

掺水销售

工作地点：输精管

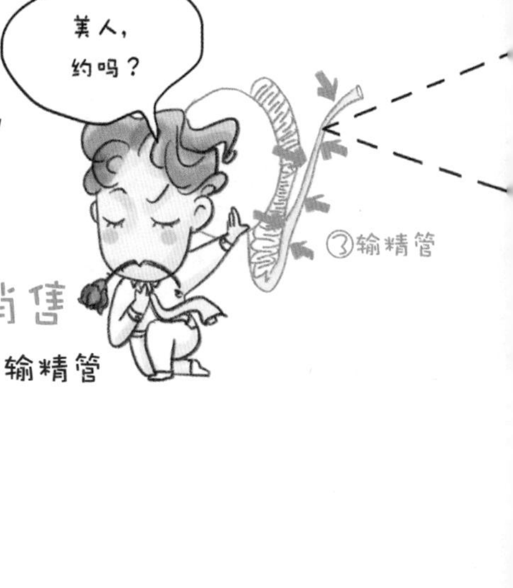

造精第四步：销出去

输精管在造精过程中起到的作用

掺水销售先掺个水……

等等！！大头这里说的“掺水”可不是贬义词。正因为蝌蚪精要有“水”才能在女性的生殖道内“游泳”，所以体贴的销售会在“出手”（射出）前才将蝌蚪精和“水”掺在一块再“出手”（射出）。

“单身狗”业绩差。
有爱情
才有销量~
水
蝌蚪精
出售
zoom up
输精管

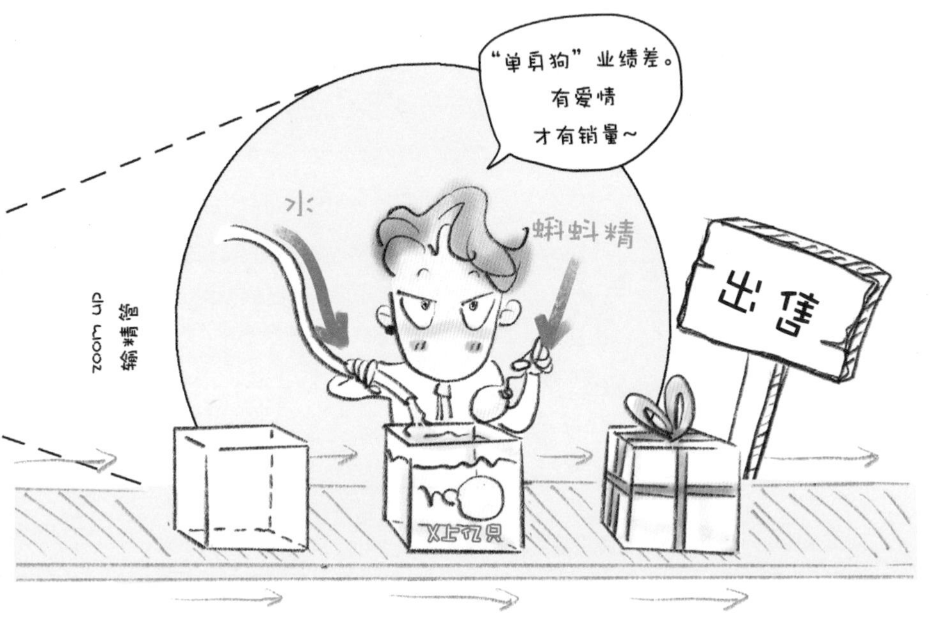

然而……

然而，每一份精液的质量（**“含精量”**）和销量有着微妙的关系。

“含精量”和销量的微妙关系

每份精液含精比例与同房频率的相对关系

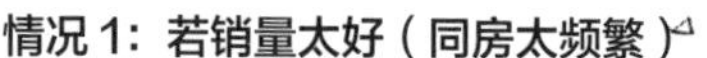

情况 1：若销量太好（同房太频繁）

运动精灵库存的成熟蝌蚪精根本就不够卖的！每份“含精量”自然就大大缩水！

透支太多~
感觉好空虚……

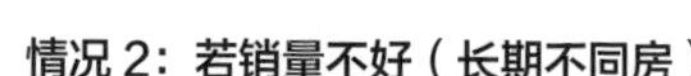

情况 2：若销量不好（长期不同房）

由于大量过期蝌蚪精积压于仓库，刚开始卖的时候，卖出的已失去活力的过期货居多，“含精量”高也没有用。

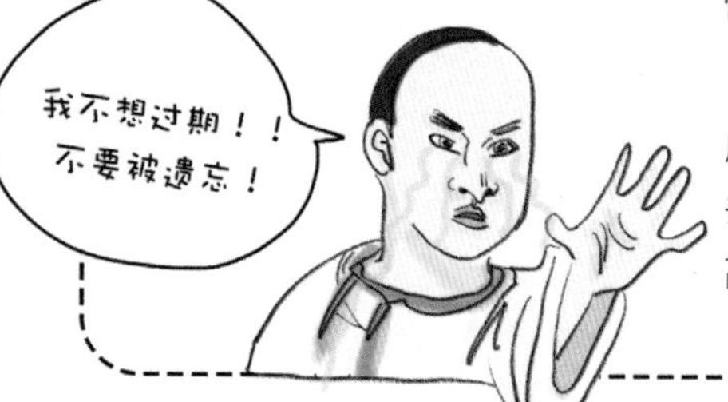

情况 3：若销量刚好（同房频繁但不透支）

规律同房，可以保持每份精液的“含精量”和精子新鲜度。在这种情况下，同房次数增加，怀孕概率也会提高。一周两次最合适哦！

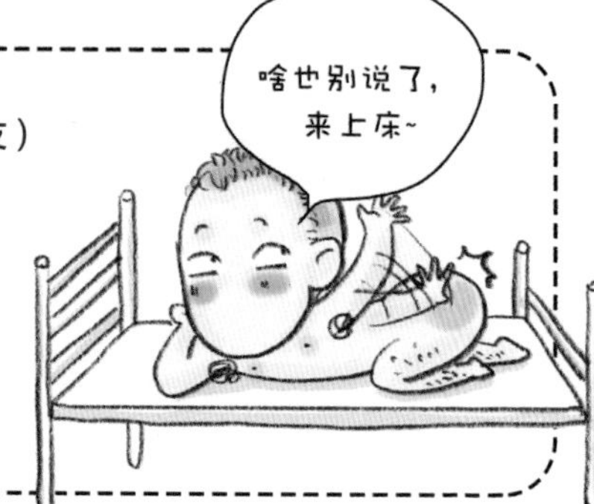

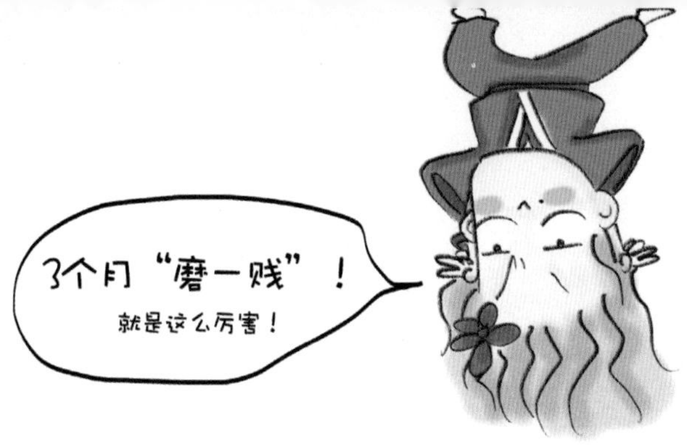

封山育林需要3个月，把持住啦亲！

现在大头是不是解决了让您一直"举杯不定"的困惑？要知道蝌蚪精虽然很小、数量很多，但是产生条件却很苛刻。所以在备孕期间，我们不要做伤害他们的事，同时规律同房，让他们都成为活力美精。

怀孕，还会远吗？

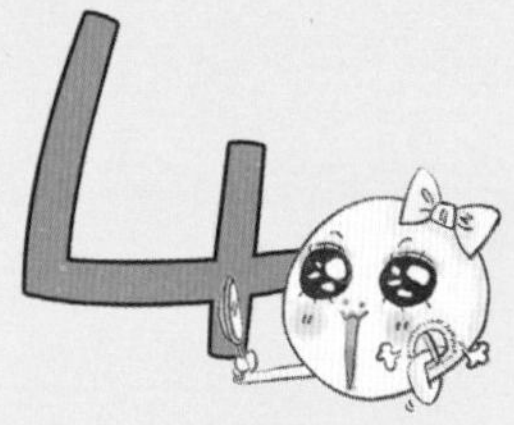

卵美人的身世之谜

卵子是怎么生成的?

为什么女人生娃要趁早?

为何说女人生孩子要趁早呢？以大头混迹生殖界的体会告诉您，这个说法有一定的依据呢。话说，卵美人的存货是会逐年递减的，35 岁之后的数量和质量会随着年龄递增而下降。所以大头温馨提醒一句，要想在卵美人最美的年龄遇到“真命天精”，还是别太晚要宝宝哦！

用接下来的故事带您解开卵美人的身世之谜吧。

新的一个月又来了，又一批卵美人苏醒了。她们必须经过 3 个月《美人真卵秀》的筛选，才会有一颗最美的美人诞生，并获得寻找“真命天精”的机会……

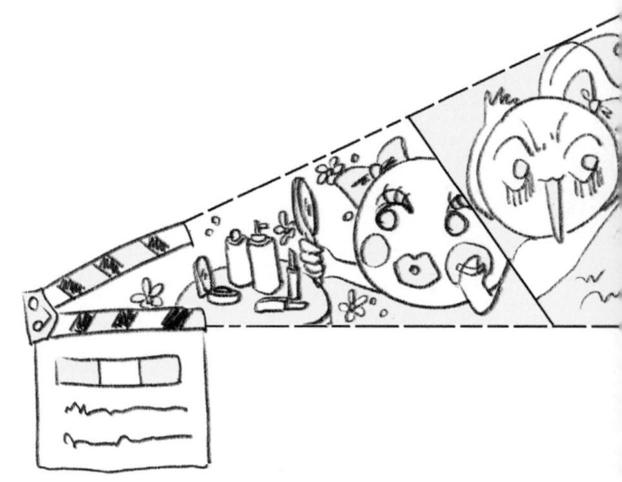

【主角】

卵美人 = 卵子

卵麻麻 = 卵巢

我就是
卵麻麻本尊！
《美人真卵秀》
马上开始！
还不搬好小板凳？
TV

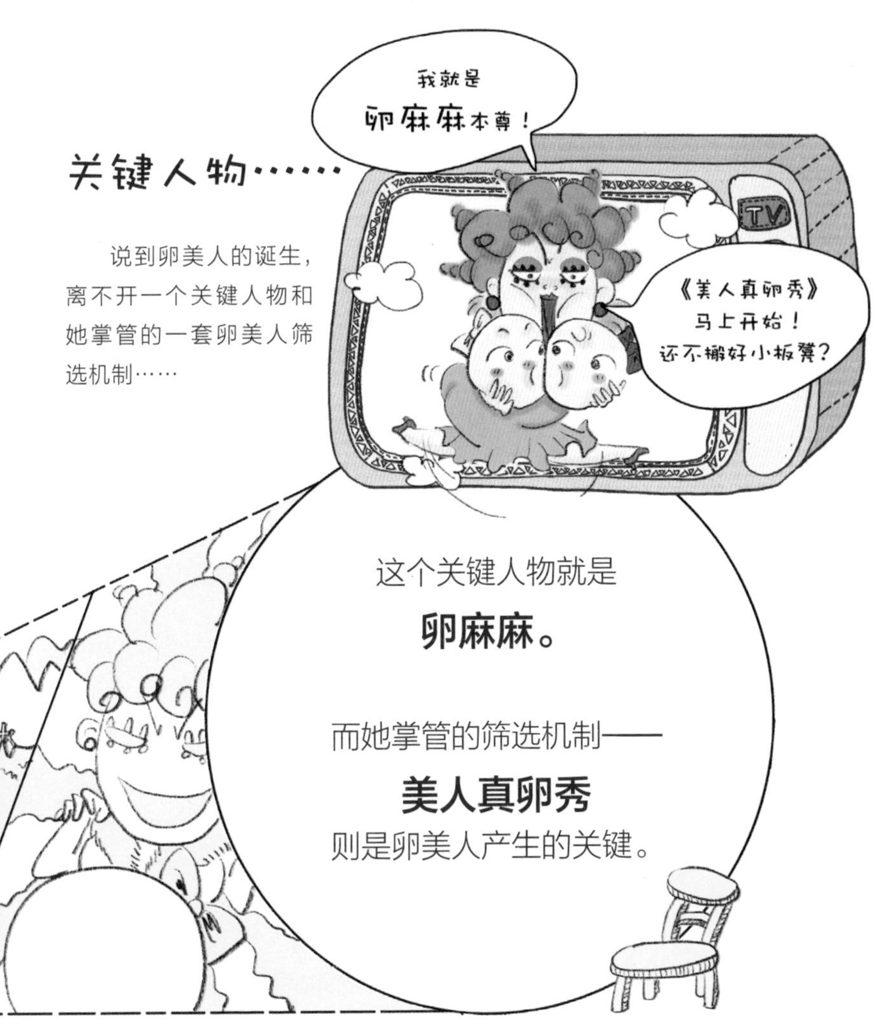

关键人物……

说到卵美人的诞生，离不开一个关键人物和她掌管的一套卵美人筛选机制……

这个关键人物就是

卵麻麻。

而她掌管的筛选机制——

美人真卵秀

则是卵美人产生的关键。

卵麻麻，你在哪儿？

卵巢的方位

卵麻麻位于……

卵麻麻掌管着女性的**左右两个卵巢**。我们故事的主角卵美人就是诞生于卵麻麻（卵巢）之手！她的具体方位在……

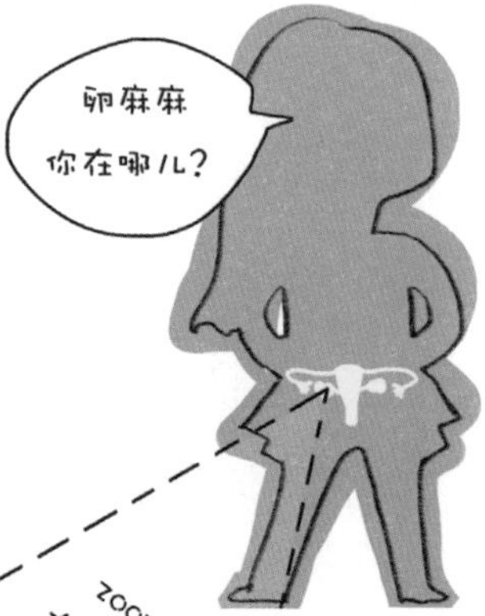

卵麻麻
你在哪儿？

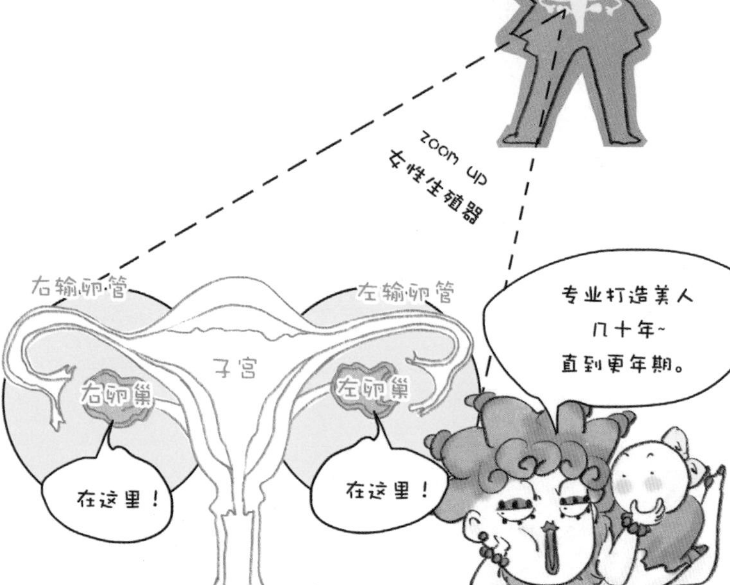

ZOOM UP
女性生殖器

右输卵管
左输卵管
子宫
右卵巢
左卵巢
在这里！
在这里！

专业打造美人
几十年~
直到更年期。

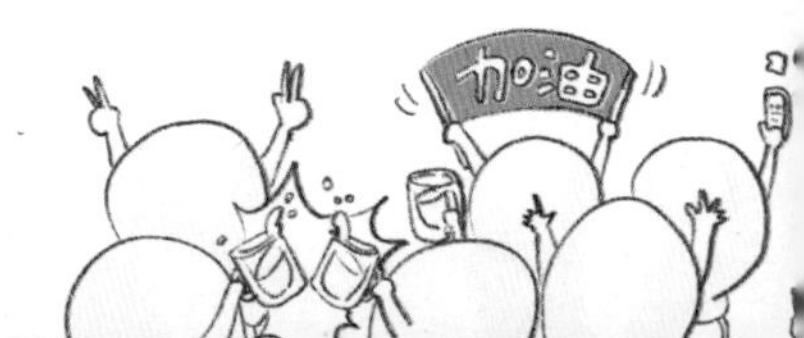

卵麻麻，干吗的？

卵巢的三大功能

选美
作用：每月选出一颗最美的卵美人。
排卵
作用：送美人出门，把她送上寻精之旅。
卵麻麻（卵巢）三大功能
产生激素
作用：施激素大法，让美人加速变美。
雌激素
孕激素
雄激素等等
我很忙的谢谢。
TV
美人真卵秀
加油
加油
加油
加油
开场往往是这样的……

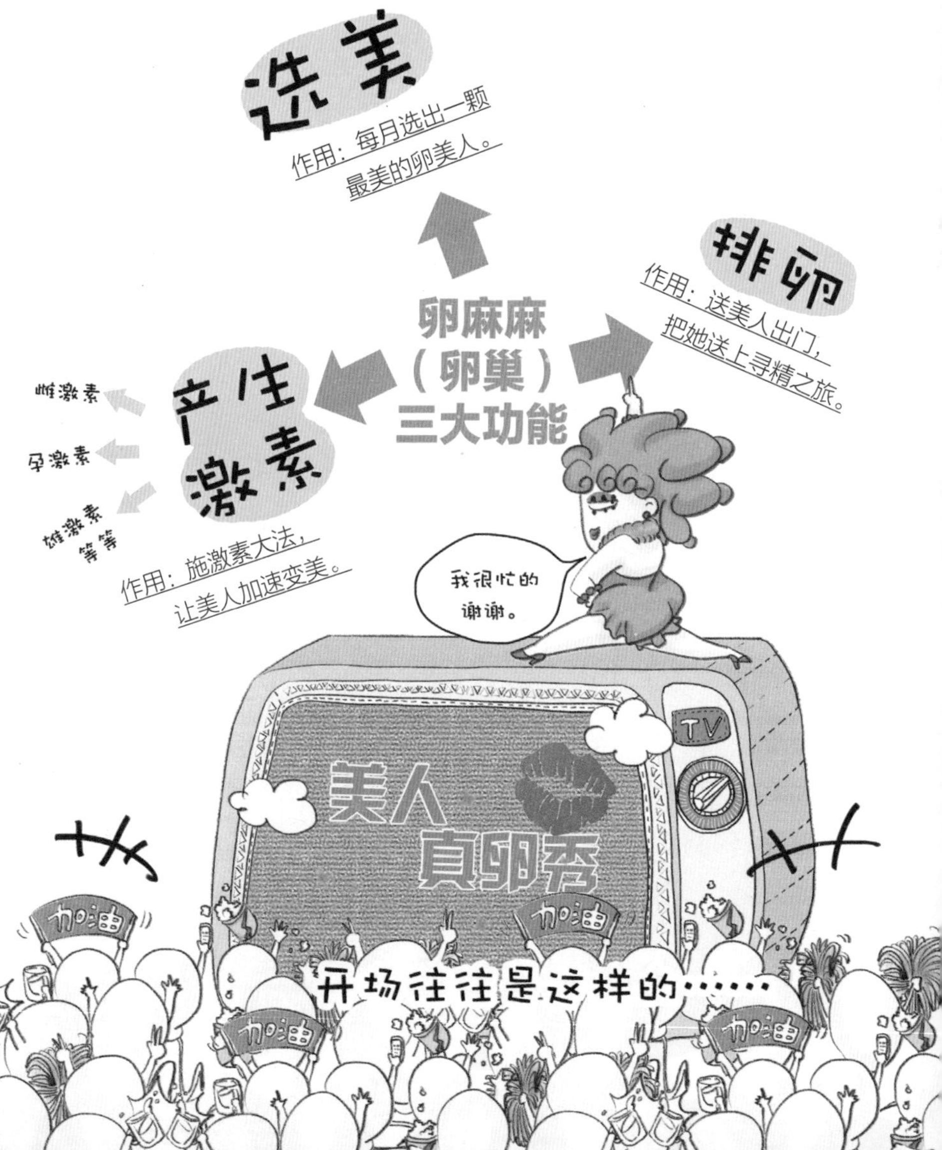

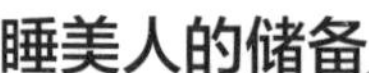

睡美人的储备

女性出生时携带的卵子数量

话说，很久很久以前，一个女婴呱呱坠地……

在女婴的卵巢里，住了**200 万颗**沉睡的卵美人（她们还是半成品），大头称她们为——睡美人。

从出生以来，睡美人就一直在……**沉睡**。

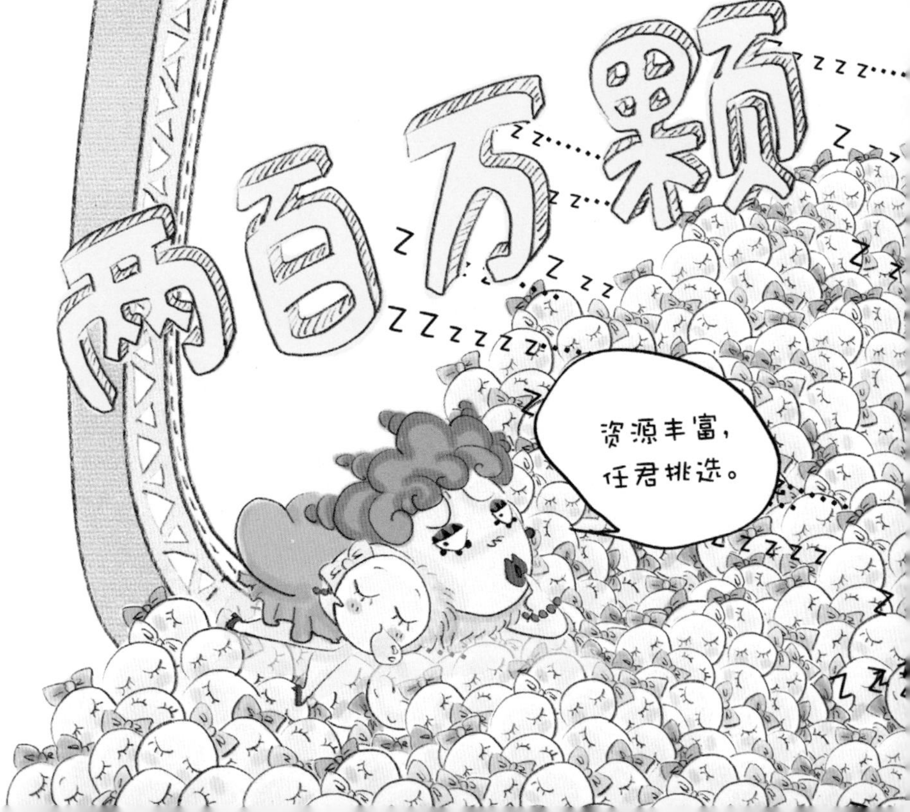

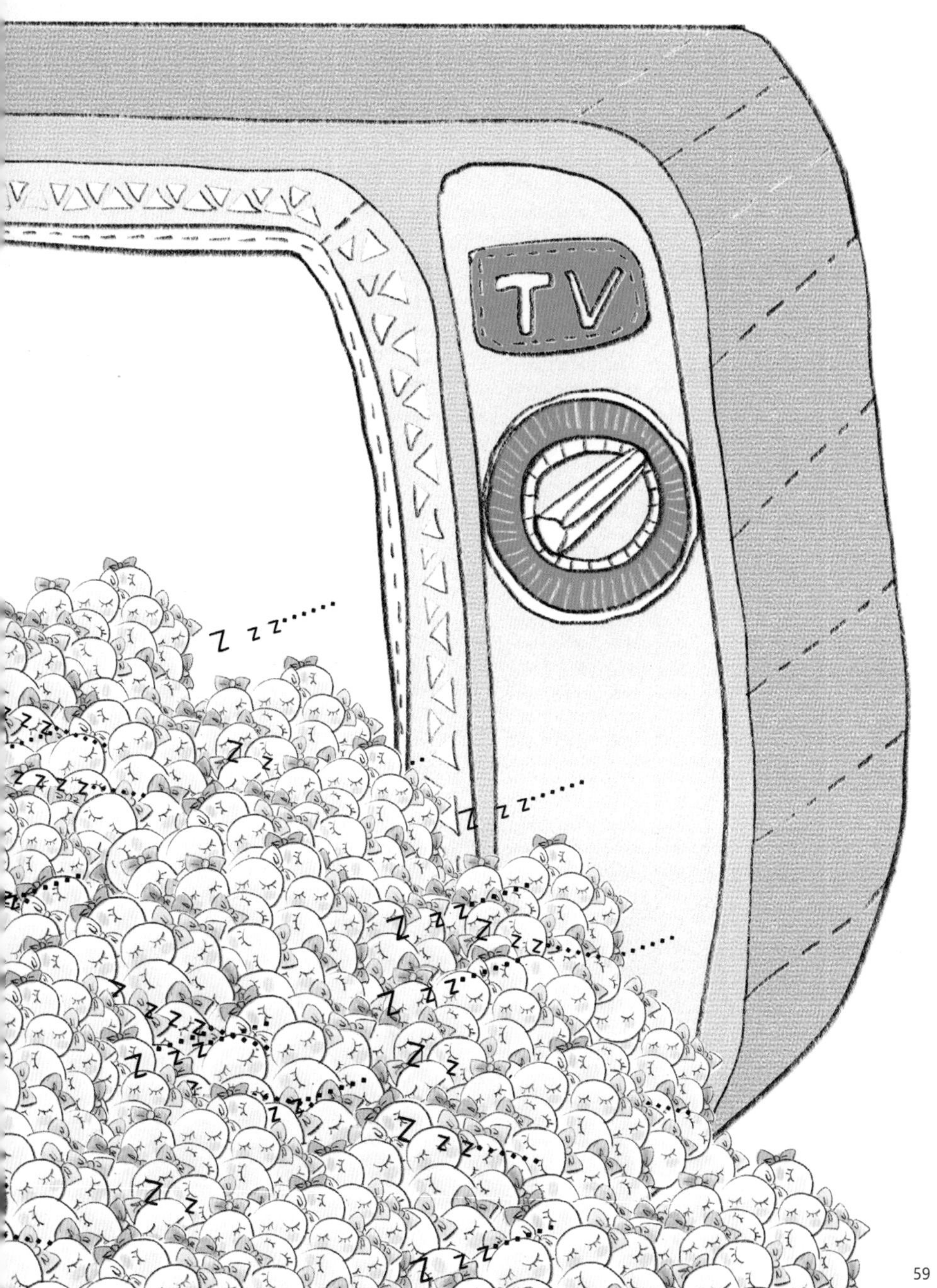
TV
Z z z......
Z z z......

睡美人的觉醒

卵母细胞和激素的关系

美人~
我要吻醒你。
我的吻
没用？！
无动于衷……
美人一定
死了。

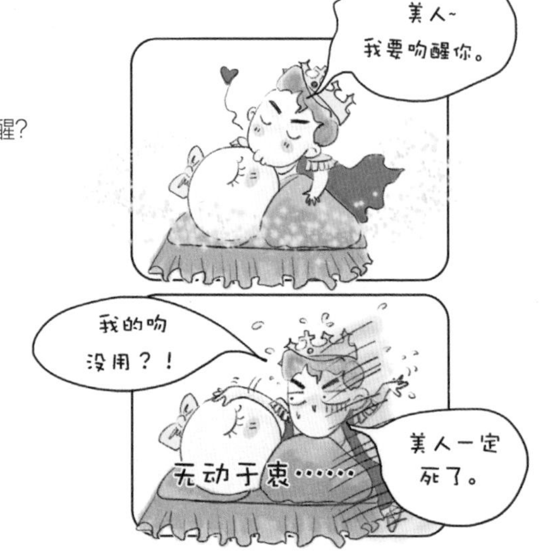

被唤醒……

那么睡美人什么时候会苏醒？唤醒她们的又是谁呢？

反正不是……

反正不是王子。

会是谁？……

激素啊！生殖界的“money”啊！有它不是万能的，没有却是万万不能的。

能让你变美的
激素来了~
瞬间被
唤醒
我要。
鬼~~

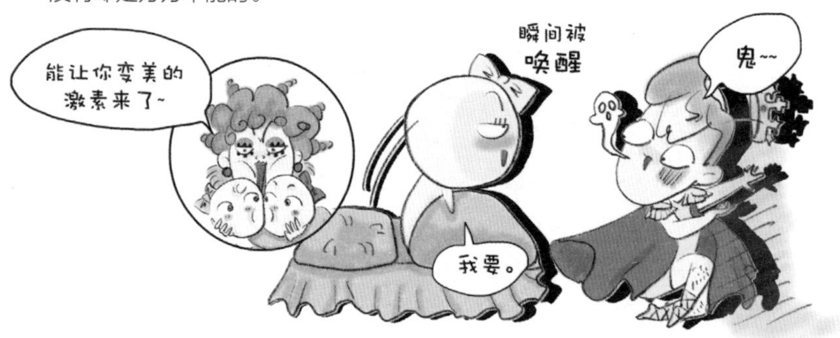

"集体诈尸"的
既视感，有没有？
我最美。
我才是
最美。
选个美
就知道了。
于是……
选美真卵秀
挑选唯一的
最美 卵美人
把你送上
寻精之路！
排卵日的幸运儿，
就！是！你！
好吸引~
好多
对手……
3个月好久。

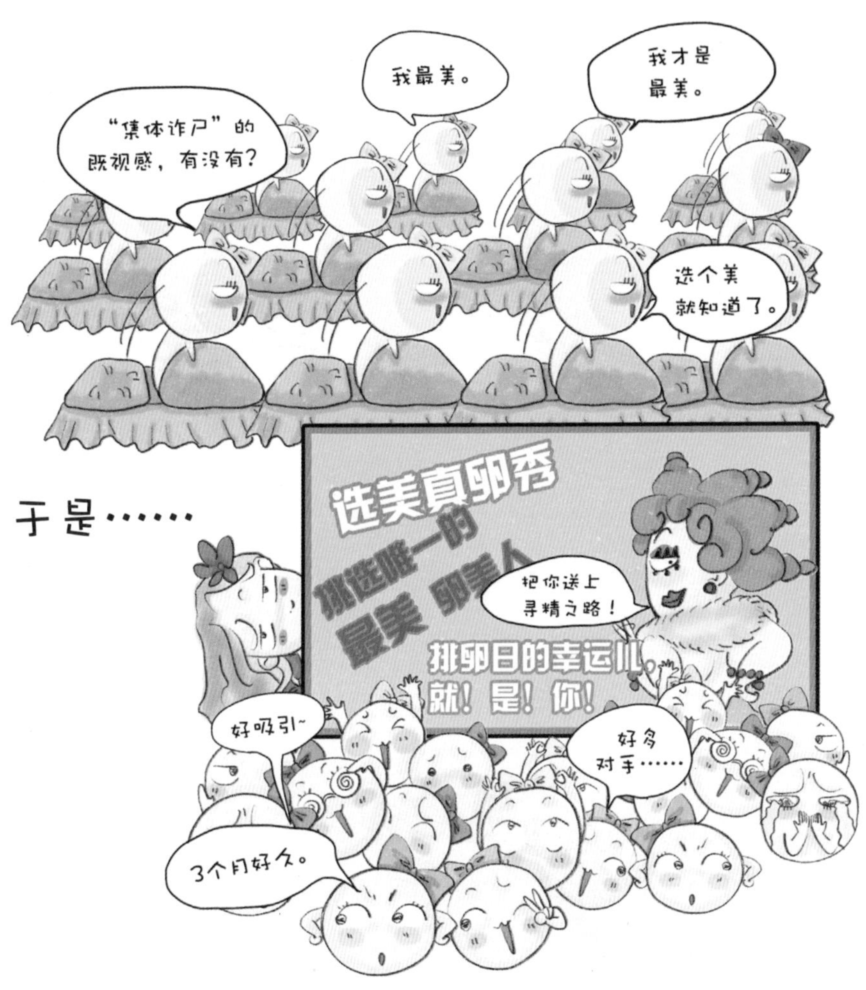

同时被唤醒的十几颗卵美人纷纷踏上了选美之路。为期 **3 个月的《美人真卵秀》**就这样启动了！这场选美的广告语是：**"挑选唯一的最美卵美人，把你送上寻精之旅！"**这是一场**只有一位胜利者的淘汰赛。**

选美标准

优势卵泡的判断标准

我天生丽质
难自弃，怎么
都吃不胖。
呵呵。
最美？
一定是我啊！
等等！
未必！！
特殊审美……
谁说瘦
就是美啊？
肥美
你是怎么
做到的？！
都是命。
我去……

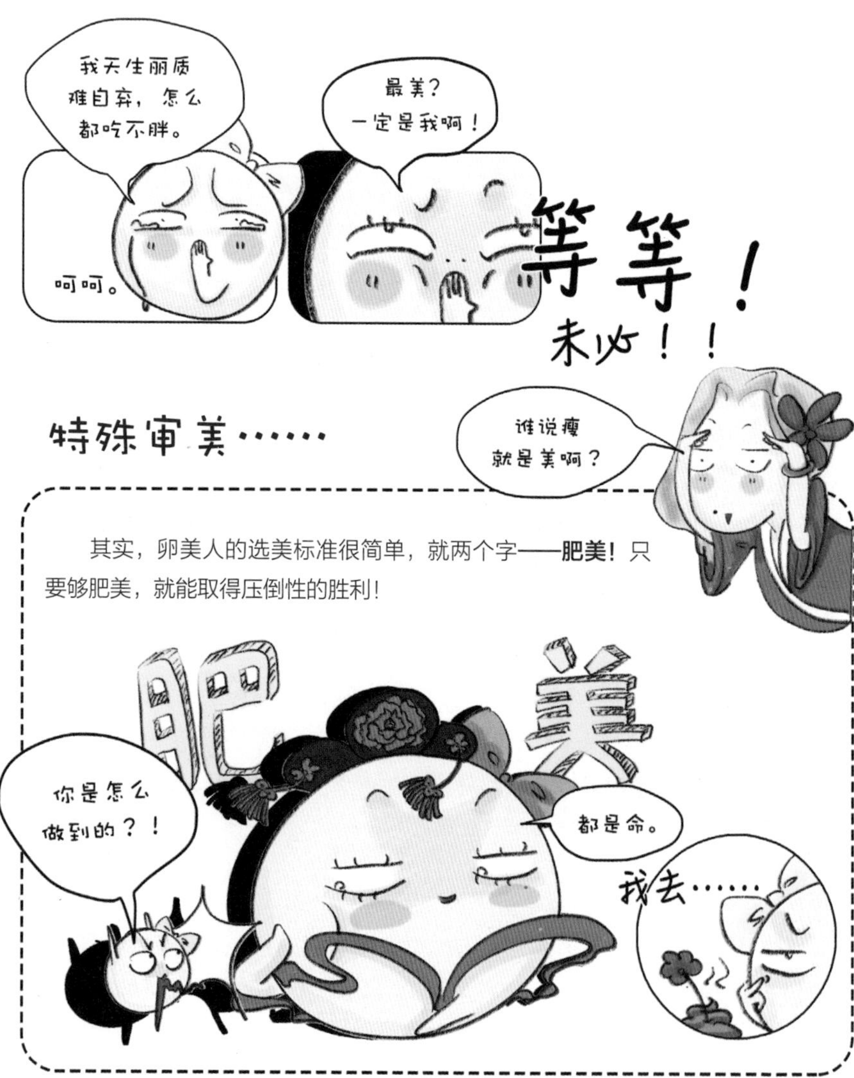

其实，卵美人的选美标准很简单，就两个字——**肥美！**只要够肥美，就能取得压倒性的胜利！

真卵秀的3个赛段……

《美人真卵秀》分为**3个赛段**。到最后谁**最肥**，谁就**最美**！比赛开始！

Action~

《美人真卵秀》的 3 个赛段

卵子的筛选机制

第 1 赛段："闭门造卵"（历时两个半月）

哎呀妈呀，鬼！
丑八怪
咿呀啊~~

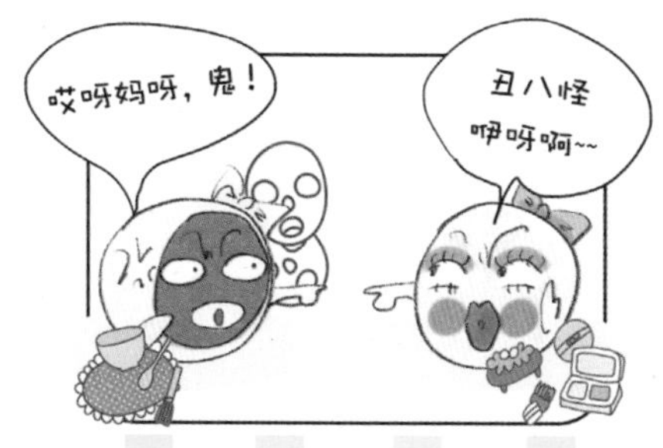

所谓"台上一分钟，台下十年功"，美人的世界里，"台上一分钟，台下两个半月"。

在这个赛段，美人们得通过"闭门造卵"的方式变美！但变美效果和速度不会太理想。

第 2 赛段：残酷海选（历时 4~5 天）

撒哟娜啦哦~
都怪我
如此美丽~
第 1 名
其他名次
其他名次

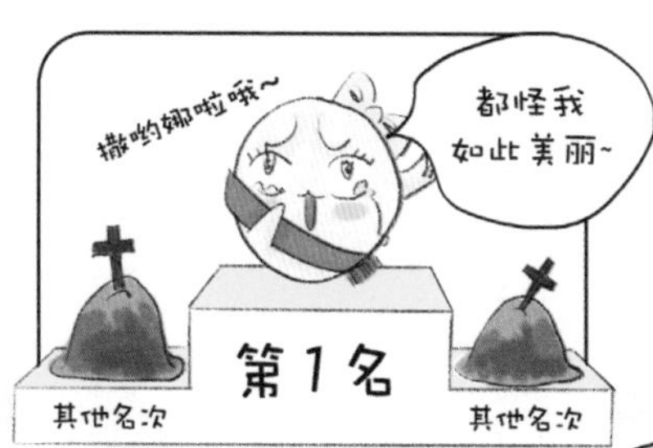

两个半月过去后，终于，到了《美人真卵秀》的**海选阶段！**这个阶段堪称"史上最残酷"的赛段！

因为在整个赛段结束后，只能**留下 1 名幸运儿！**除此以外的卵美人都将面临**永别的命运……**

那我可以
出门咯？
美人正准备
出门……
等等！！
你的美还
不足以出门！
What？

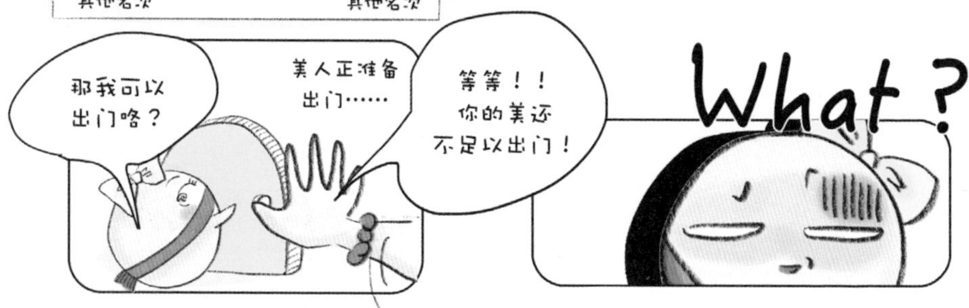

第3赛段：激素打造（历时8~9天）

为什么不让本卵出门（排卵）？
因为你不够美。
额……
所以你需要我们！
Who are you?
激素大师组合
我们分别代表下丘脑、垂体、卵巢。

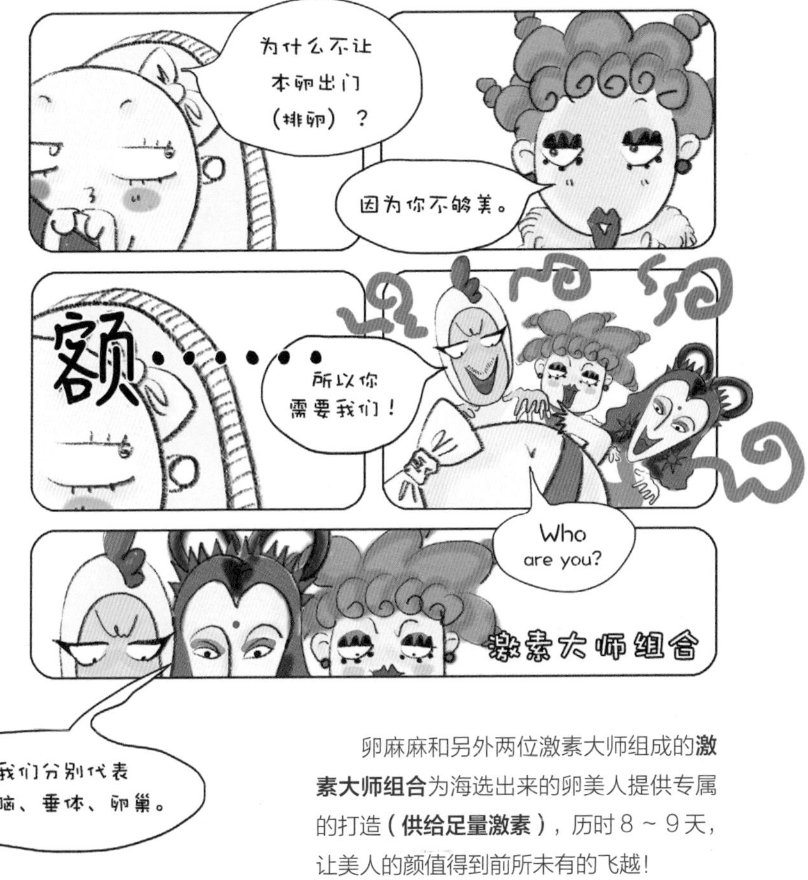

卵麻麻和另外两位激素大师组成的**激素大师组合**为海选出来的卵美人提供专属的打造（**供给足量激素**），历时8～9天，让美人的颜值得到前所未有的飞越！

8~9天后……

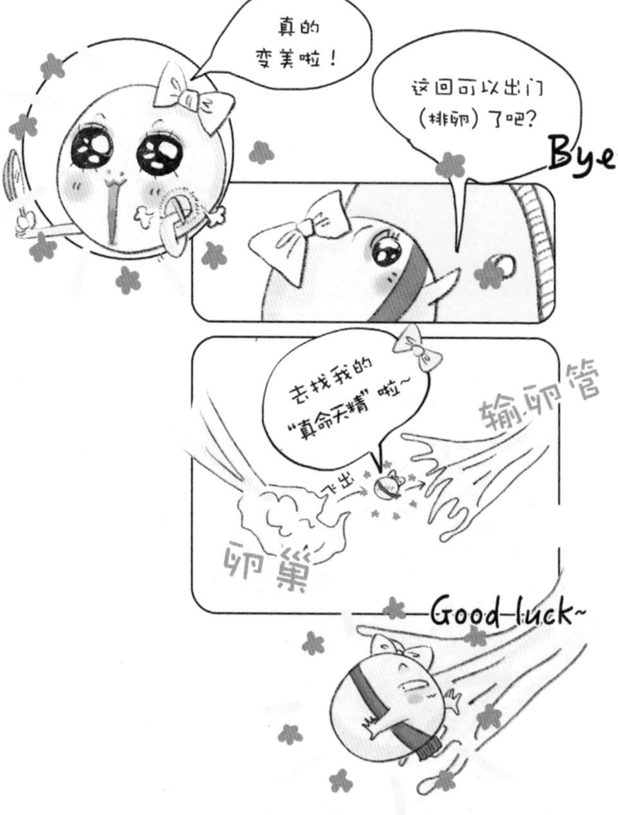

真的
变美啦！

这回可以出门
（排卵）了吧？

Bye~

去找我的
“真命天精”啦~

输卵管

飞出

卵巢

Good luck~

最终，最美的那颗卵美人经过激素大师组合的专属打造后，于排卵之日被送上了**寻精之路（排卵并进入了输卵管）**！

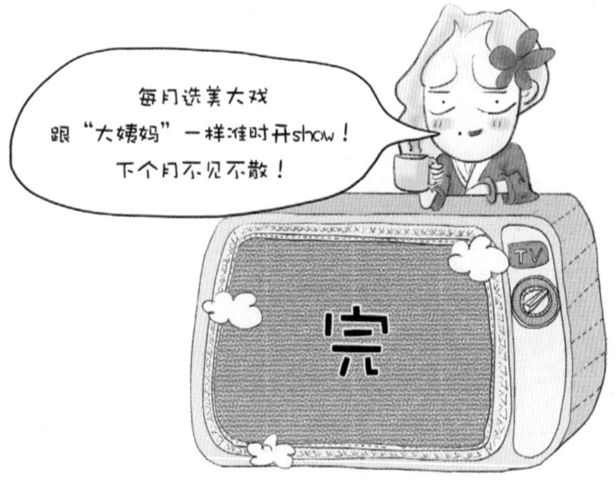
每月选美大戏
跟“大姨妈”一样准时开show！
下个月不见不散！
TV
完

ZzzzZ……
ZzzzZ……
从胎儿时期沉睡
到某一天苏醒
我被自己
美醒了~
同一批苏醒
卵美人共同
从窦前卵泡形成
算起

START
选美开始！

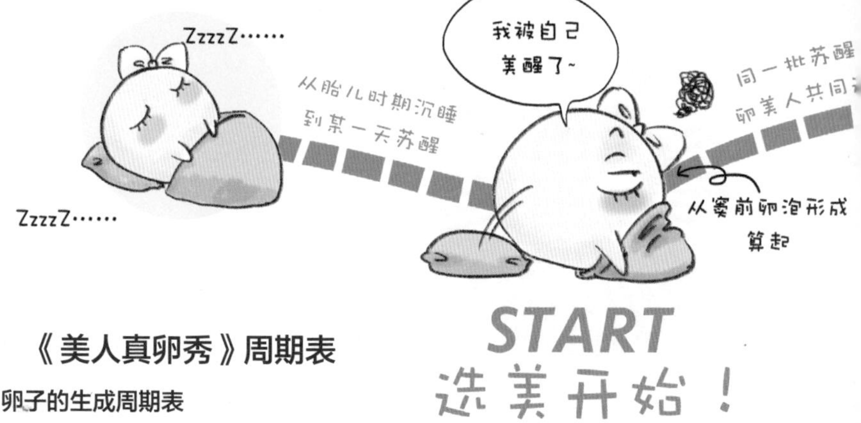

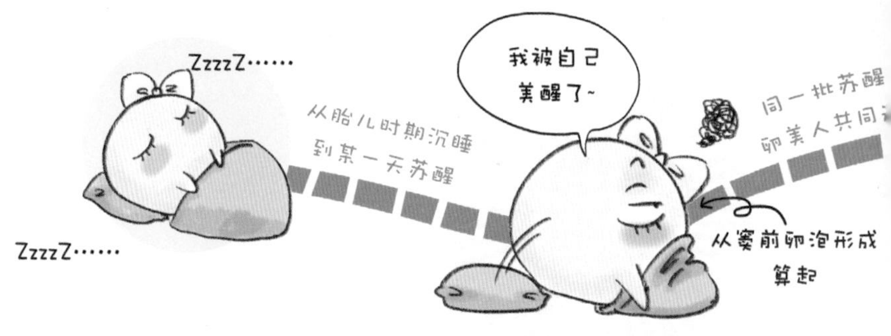

《美人真卵秀》周期表

卵子的生成周期表

您永远不会知道每个月是哪一批或有几颗卵美人会苏醒，只知道美人一旦苏醒，就会进入为期 3 个月的《美人真卵秀》周期中，直到选出这批美人中最美的一颗。

选美结束！
GOAL
3
集中打造
8~9天
激素集中
这颗卵美人，
以我的美貌
可以出门
寻精了~
月经第11~13天
形成优势卵泡，准备排卵

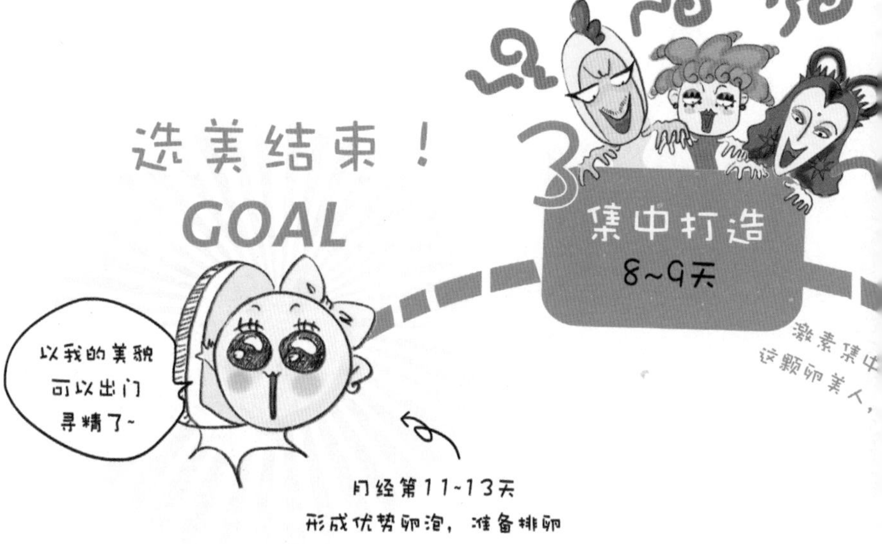

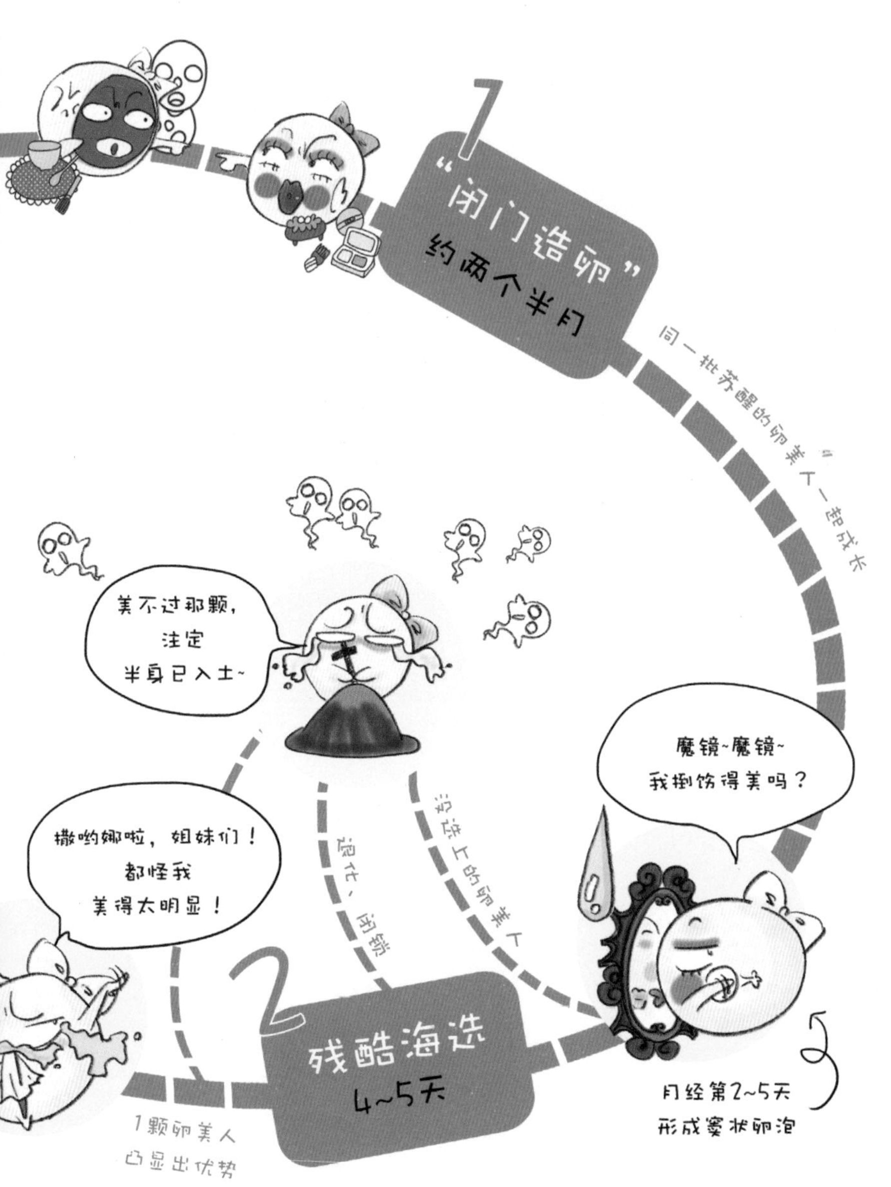
1
"闭门造卵"
约两个半月
同一批苏醒的卵美人一起成长
美不过那颗，
注定
半身已入土~
魔镜~魔镜~
我倒够得美吗？
撒哟娜啦，姐妹们！
都怪我
美得太明显！
炮灰，闭锁
没选上的卵美人
2
残酷海选
4~5天
3
月经第2~5天
形成窦状卵泡
1颗卵美人
凸显出优势

卵麻麻的轮班制

左右卵巢的分工排卵方式

3个月出1颗……

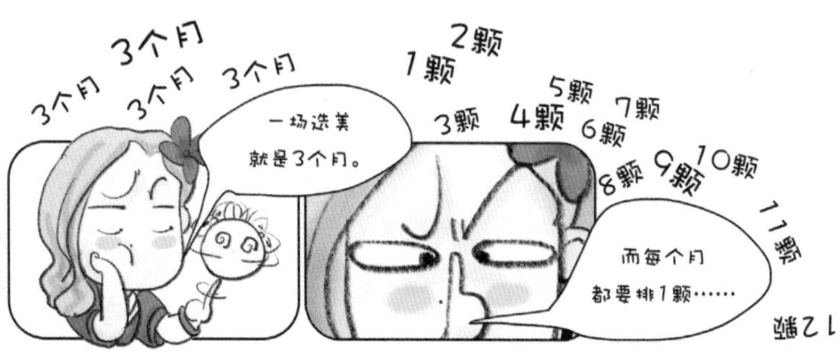

顾得来吗……

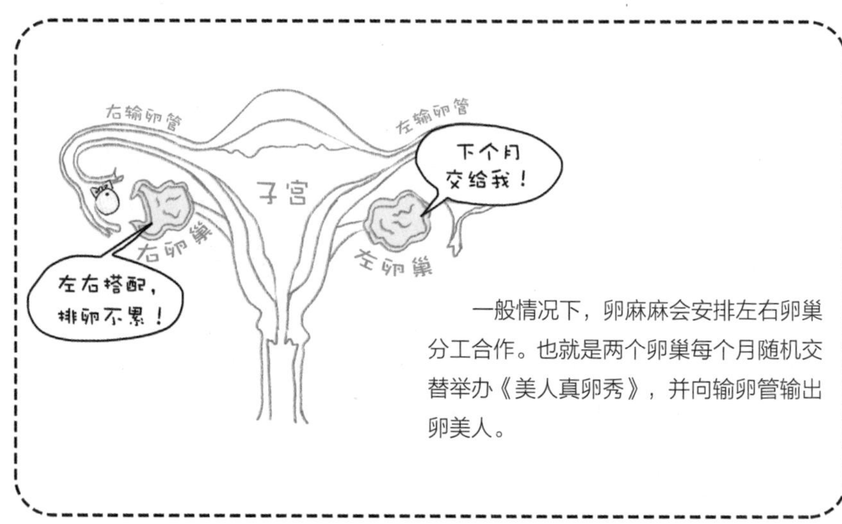

一般情况下，卵麻麻会安排左右卵巢分工合作。也就是两个卵巢每个月随机交替举办《美人真卵秀》，并向输卵管输出卵美人。

据说，女性一生中只会成功排卵 400~500 个，仅占美人总数的 **0.1%**。

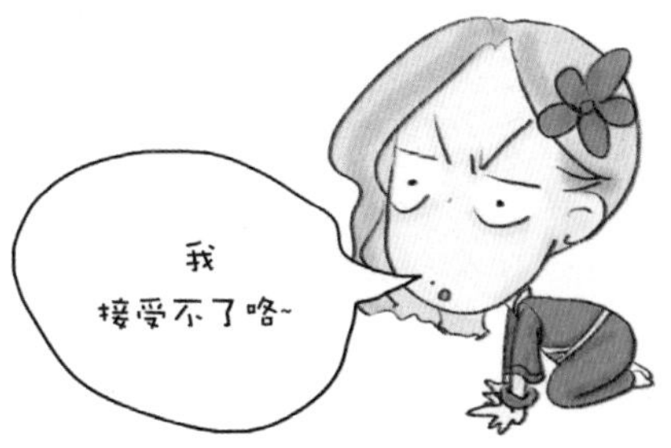

卵美人的数量之谜

卵子的数量和年龄的关系

200 万颗去哪儿了……

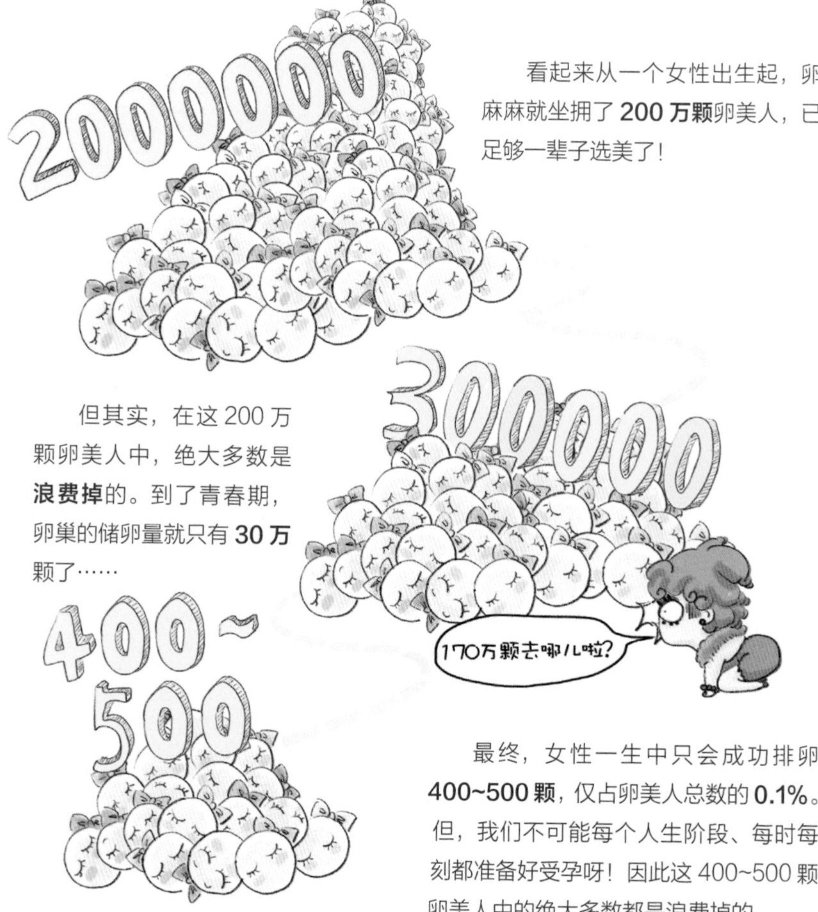

看起来从一个女性出生起，卵麻麻就坐拥了**200 万颗**卵美人，已足够一辈子选美了！

但其实，在这 200 万颗卵美人中，绝大多数是**浪费掉**的。到了青春期，卵巢的储卵量就只有 **30 万**颗了……

最终，女性一生中只会成功排卵 **400~500 颗**，仅占卵美人总数的 **0.1%**。但，我们不可能每个人生阶段、每时每刻都准备好受孕呀！因此这 400~500 颗卵美人中的绝大多数都是浪费掉的。

浪费啊……

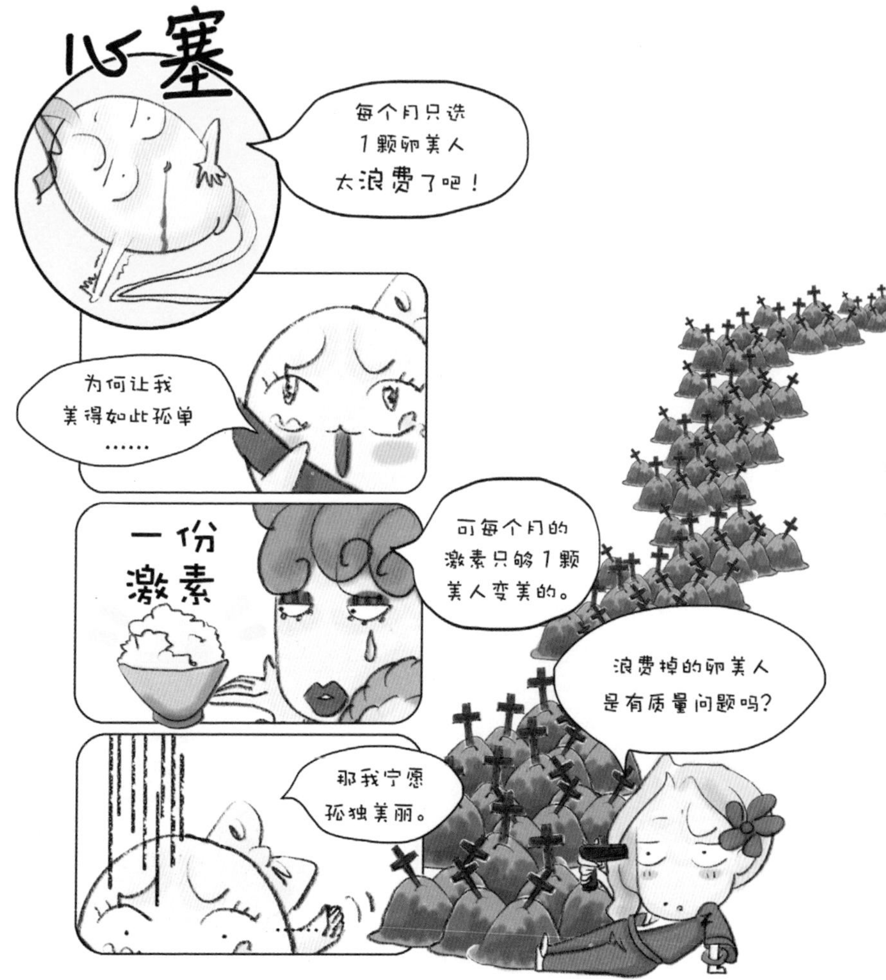

噗塞
每个月只选
1颗卵美人
大浪费了吧！
为何让我
美得如此孤单
……
一份
激素
可每个月的
激素只够1颗
美人变美的。
浪费掉的卵美人
是有质量问题吗？
那我宁愿
孤独美丽。
……

卵美人的质量之谜

卵子的质量和年龄的关系

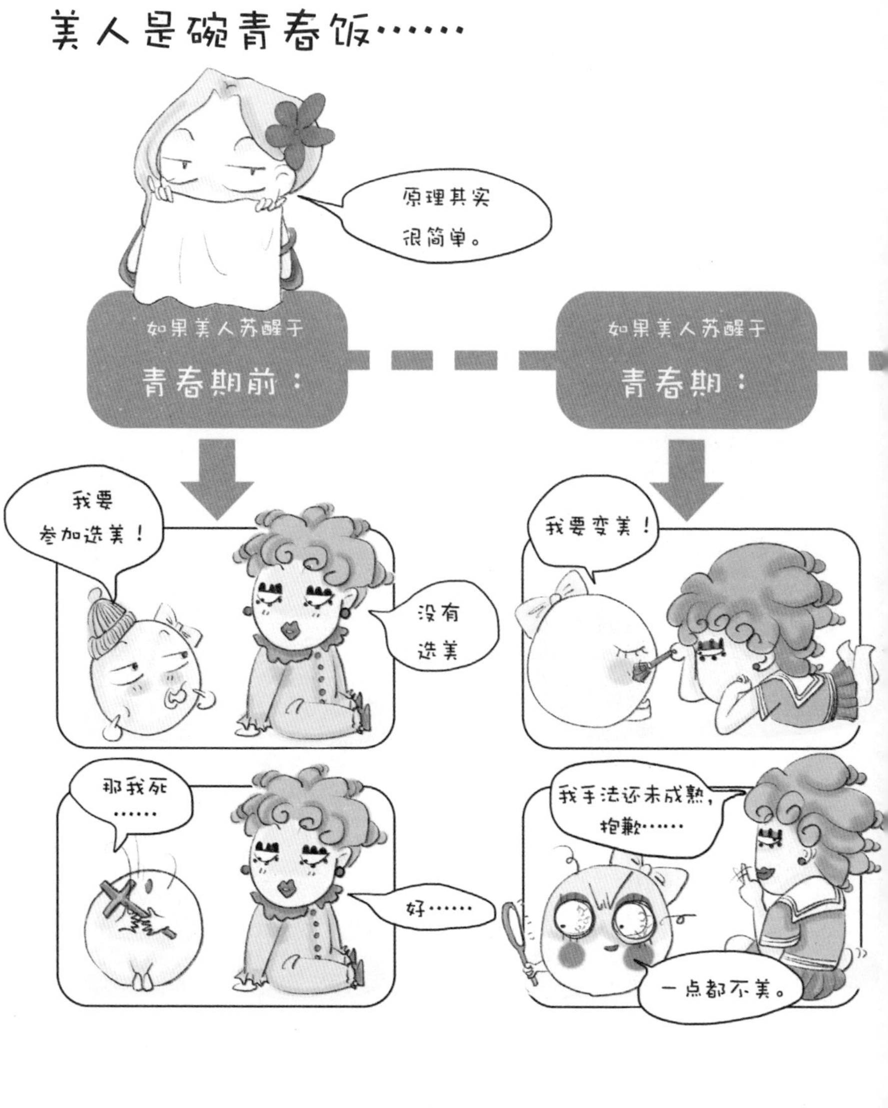

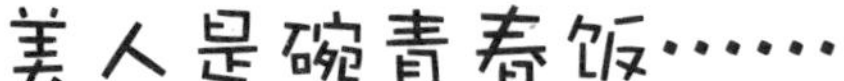

原理其实很简单。

如果美人苏醒于

青春期前：

我要参加选美！

没有选美

那我死……

好……

如果美人苏醒于

青春期：

我要变美！

我手法还未成熟，抱歉……

一点都不美。

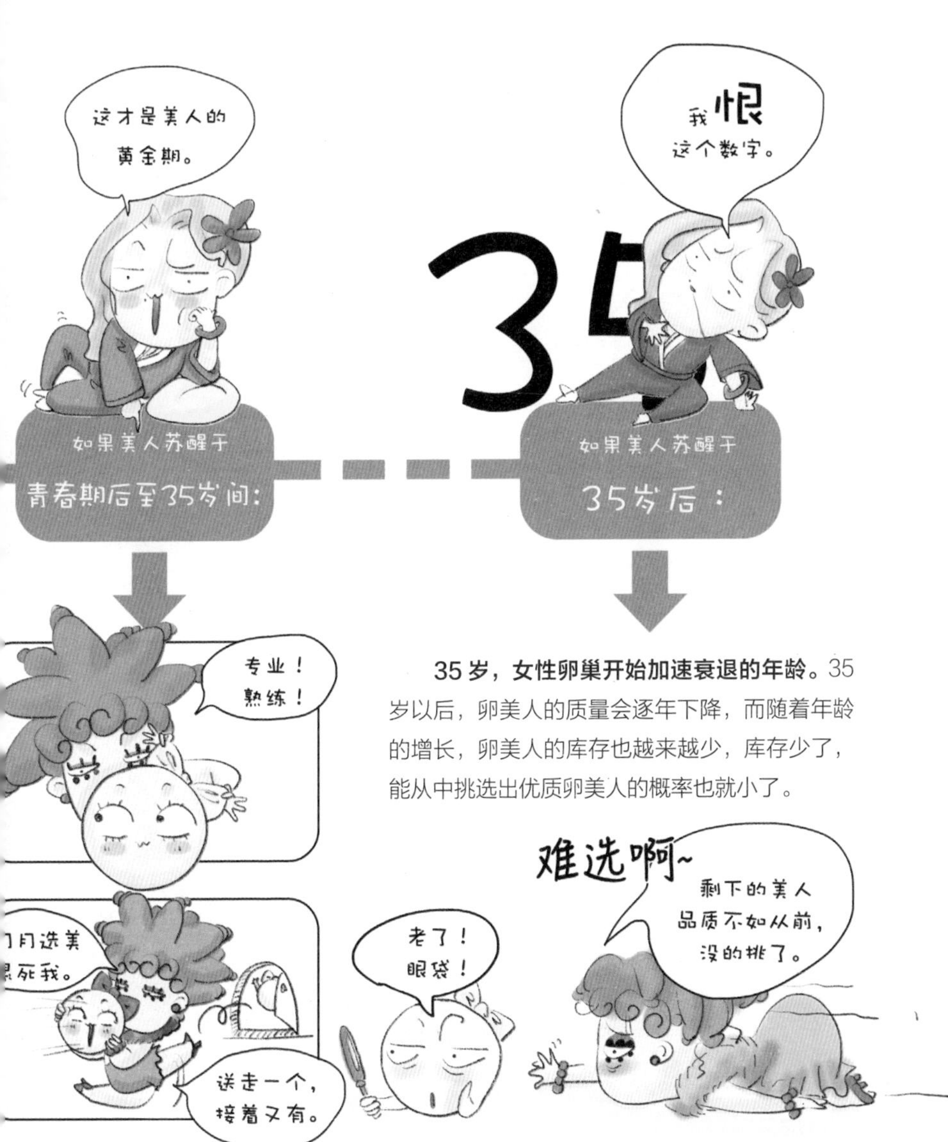

35 岁，女性卵巢开始加速衰退的年龄。35 岁以后，卵美人的质量会逐年下降，而随着年龄的增长，卵美人的库存也越来越少，库存少了，能从中挑选出优质卵美人的概率也就小了。

“40+”了还想生?

给大于 40 岁备孕女性的建议

拜托，别想当年了……

想当年
我雄风阵阵，
一次就中招！
按
搞
按
搞
想当年……
我还轻30斤呢。
怎么用手机
测排卵呢？

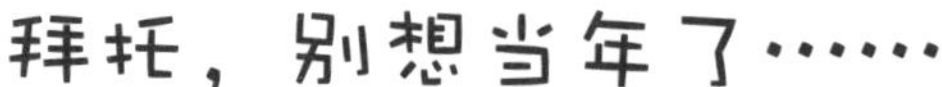

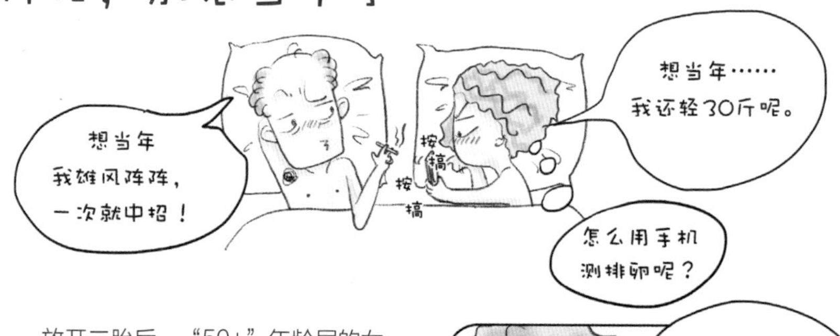

放开二胎后，“50+”年龄层的女性基本都放弃了。但有一个特别尴尬的年龄层的女性在蠢蠢欲动，那就是“40+”的她们……

儿子上大学了，
我想再生个女儿。
凑个“好”字！
说得倒是
轻巧……
检查
报告
如何？
检查结果
姓名：相二春
年龄：45
高血压
糖尿病
肝功能不合格

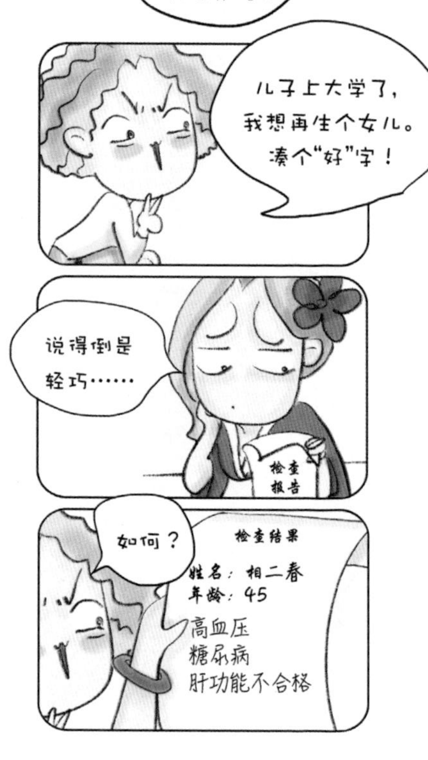

现实是……

要知道“40+”的体格已经无法再和“20+”时相提并论了。有的人体重加了几十斤，高血压有了，糖尿病有了，肝功能也差了……总之大不如一胎的时候了。

虽然这些问题不能证明您没有生育能力，但它们在怀孕期间都会**对母体和胎儿造成巨大的影响，甚至危及生命。**

最中肯的建议就是……

甭在家
慢慢捣鼓了！
别浪费时间了！
您快拖不起时间了！
快在医生的指导下
怀孕吧！

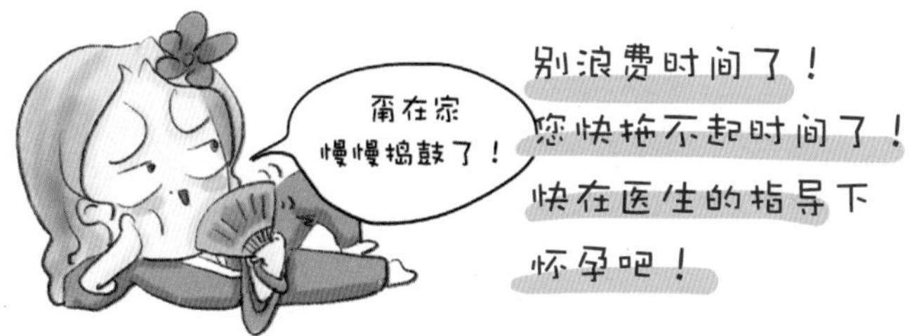

对于“40+”，但又准备要二胎的夫妻，医生的建议是先到医院生殖科做个生育力评估，而准备生育的“40+”女性还得做个身体评估。

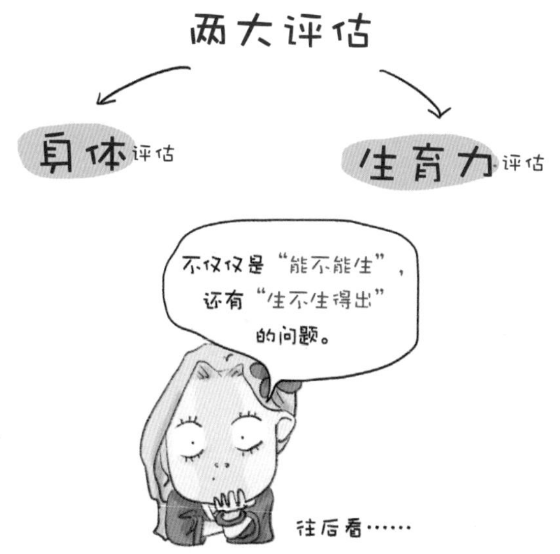

高龄产妇流产率高……

怀了不一定能生得出，说的就是高龄产妇的流产率。

若发生胚胎染色体异常，是会导致在怀孕的前 3 个月内，胚胎停育或流产的。

然而“40 岁 +”女性怀孕时胚胎染色体异常的可能性高达：**70%～80%**。

还有些更麻烦的情况！例如，若发生异常的是 **21 号染色体——唐氏染色体**！导致的结果虽然不是流产，但会更严重——**生出先天愚型的宝宝**。所以，高龄产妇一定要做好唐氏筛查。

被唐氏嬷嬷
下了手脚，
让你生不如死！
唐氏之针
神不知鬼不觉~
呵呵呵呵！
竟然
来阴的~

若看到这里，也没能动摇您要二胎的决心！那就请——

立马行动!

我会默默地
为您加油。

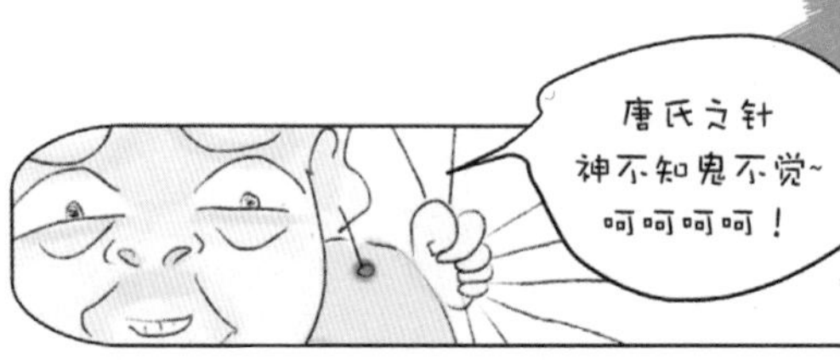

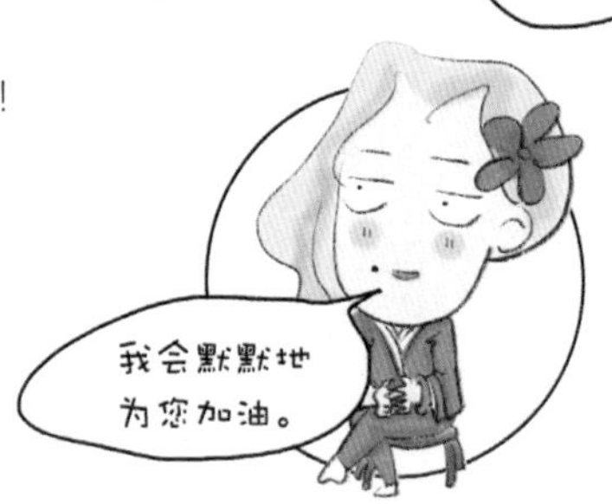

蝌蚪精与卵美人的前世今生我们无法改变，但努力同房却掌握在自己手上！

对忙碌的年轻人来说，精准同房才是最高效的同房方式。因为它省时、精准。那如何才能做到精准同房呢？马上告诉您。

拖延症

正因为重视生娃大计，重视得没到做好万全的准备我都不敢开始，所以这备孕的第一步，就总也迈不出……

没个家
怎么要孩子？
同意。

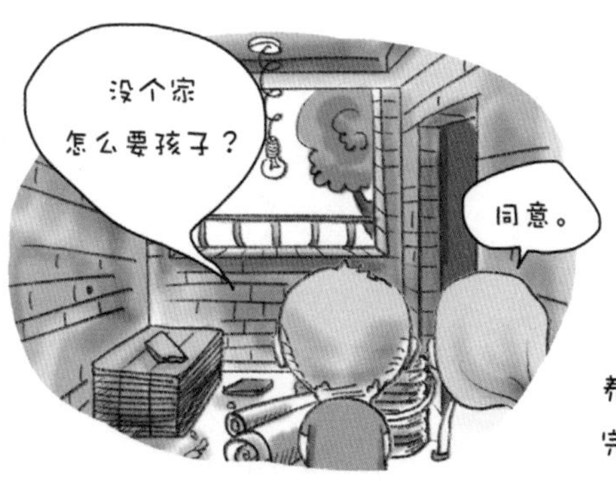

房子都没装修好怎么养孩子？还是……等装修完了再开始备孕？

等装修完了吧，又有了新的理由……

散了味儿
再要孩子吧。
刚装修完
怎么住？

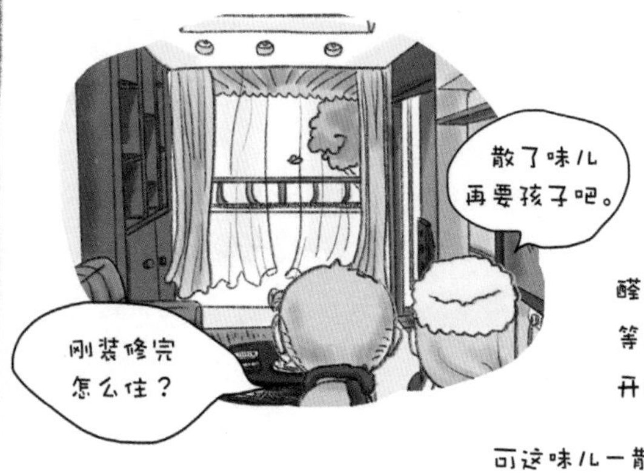

总不能让孩子在甲醛中出生吧？还是……等房子散完味儿之后再开始备孕？

可这味儿一散，就散去了好几个月。

等味儿散完了吧，偏偏就在这时候，一个千载难逢、转瞬即逝的提升机会突然摆到了我的面前！我怎能拒绝？怎能忽视？怎能说服我自己？要么……就忙完这段时间再要孩子？等这次忙完，我一定会抓紧备孕！一定！说话算话！

更难得的机会

难得的机会

刚忙完一段落，机会一个接着一个地来……机会过了可就错过了！怀孕这事儿等个一年半载的好像也还好……

要么……再忙完这段时间……才要孩子？

啊啊啊啊啊啊！我的生娃大计，究竟要拖到什么时候？！

其实，开不开始要孩子，看的无非“想不想”。“不想”，可以有千百种拖延的借口，借口说起来都合理、迫切、无懈可击！例如拖了1年的蜜月旅行、一醉方休的10年同学聚会、不小心在体检中照了X光等，甚至只是场重要的球赛，但……

当你很“想”的时候，什么理由都不是事儿！

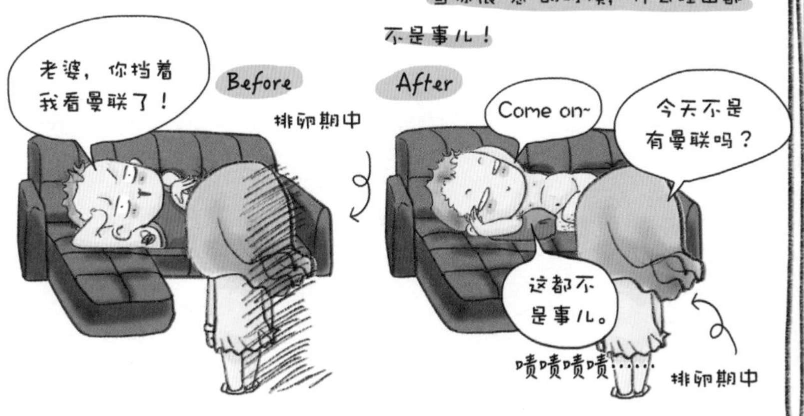

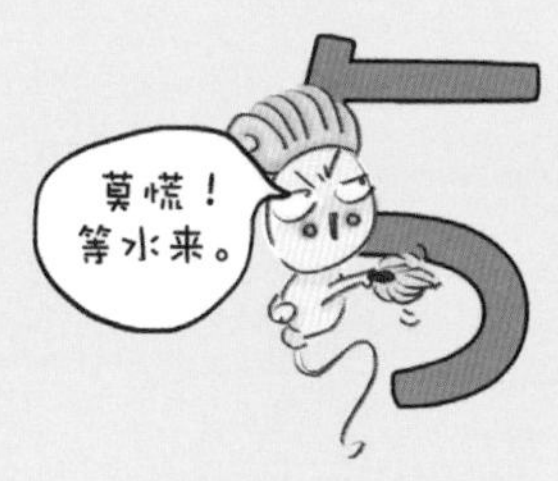

麒麟才子的
夺卵妙计

什么时候同房，

精子、卵子最容易相遇？

什么时候同房最容易怀孕？你真会算排卵期吗？

半年的备孕时光过去了，采取顺其自然态度的蝌蚪精始终没能与卵美人相遇。

问题出在哪里？话说，您知道每个月卵美人具体的出门时间（排卵期）吗？您的手机软件知道？！每个人每个月的排卵日都不同呢，它能知道？！

大头这就给您指条明路——**“得麒麟才子者，得排卵期”**！得到麒麟才子的锦囊，您就能真正做到精准同房。哦，忘了说，锦囊的使用前提是月经周期正常。

【主角】

卵美人 = 卵子

蝌蚪精 = 精子

诸葛精 = 能预测排卵的精子

机智的我
早已看穿一切。

麒麟才子……

对的，大头口中的这位麒麟才子，正是风度翩翩、运筹帷幄、神机妙算、能洞察生殖界万千气象的聪明精子——**诸葛精**！

如今生殖大计
乃国家之大计~
夺卵之事还
求指点！
诸葛精
把部队
交给我。
夺卵之事
的难度
非常高……
毕竟美人
命短啊，亲！
啧啧啧

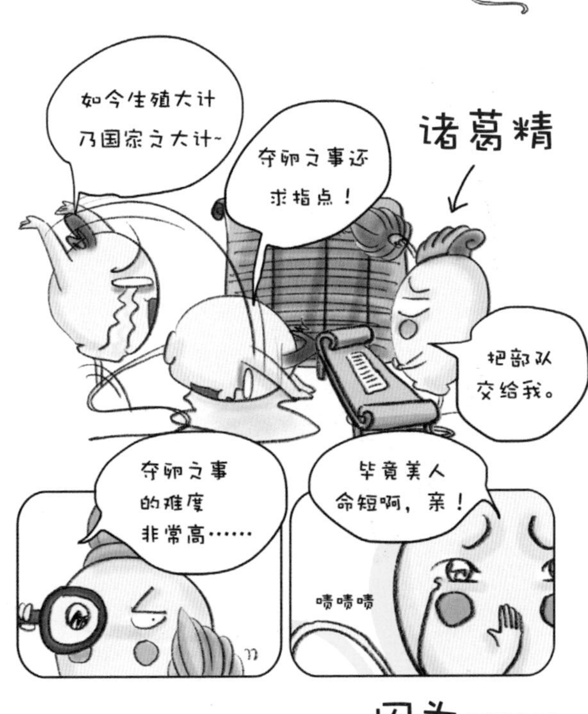

因为……

黄金夺卵 24 小时

排卵后，卵子还能活多久

夺卵倒计时……

一般情况下，卵美人一旦离开卵巢到鹊桥（输卵管壶腹部）上等待，就只剩下**24 小时的生命**了（具体小时数因个体差异而稍有区别）。

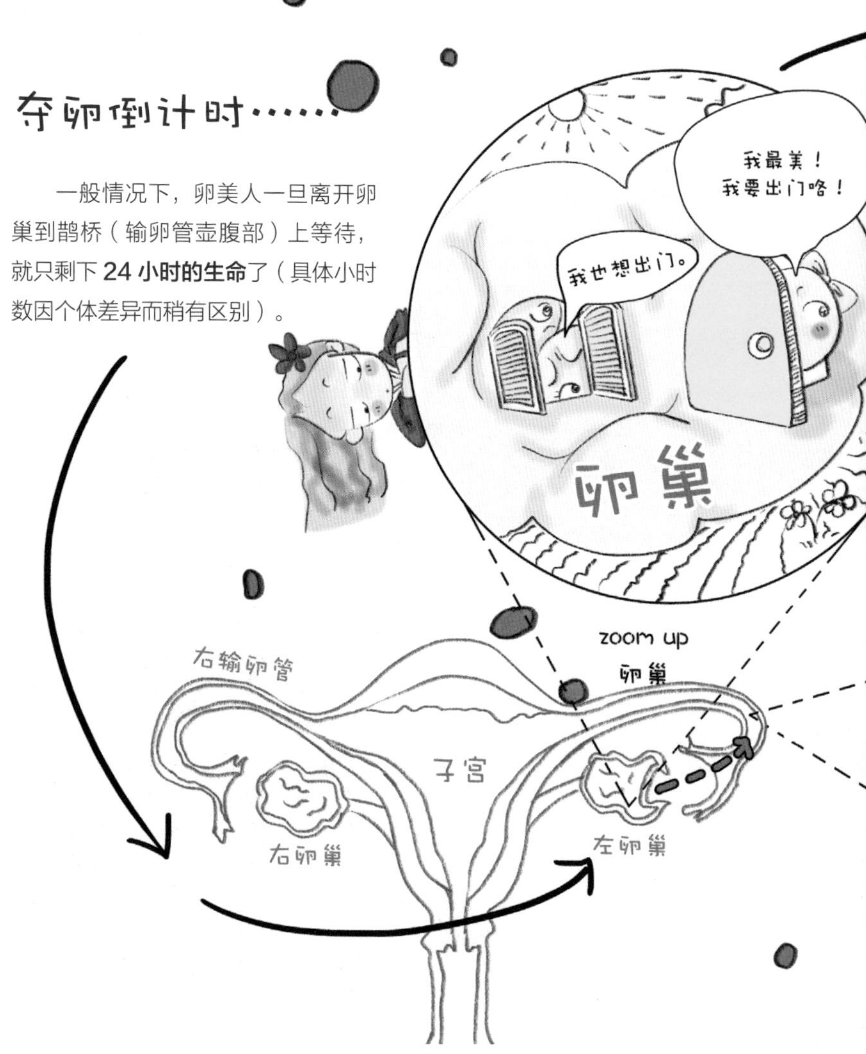

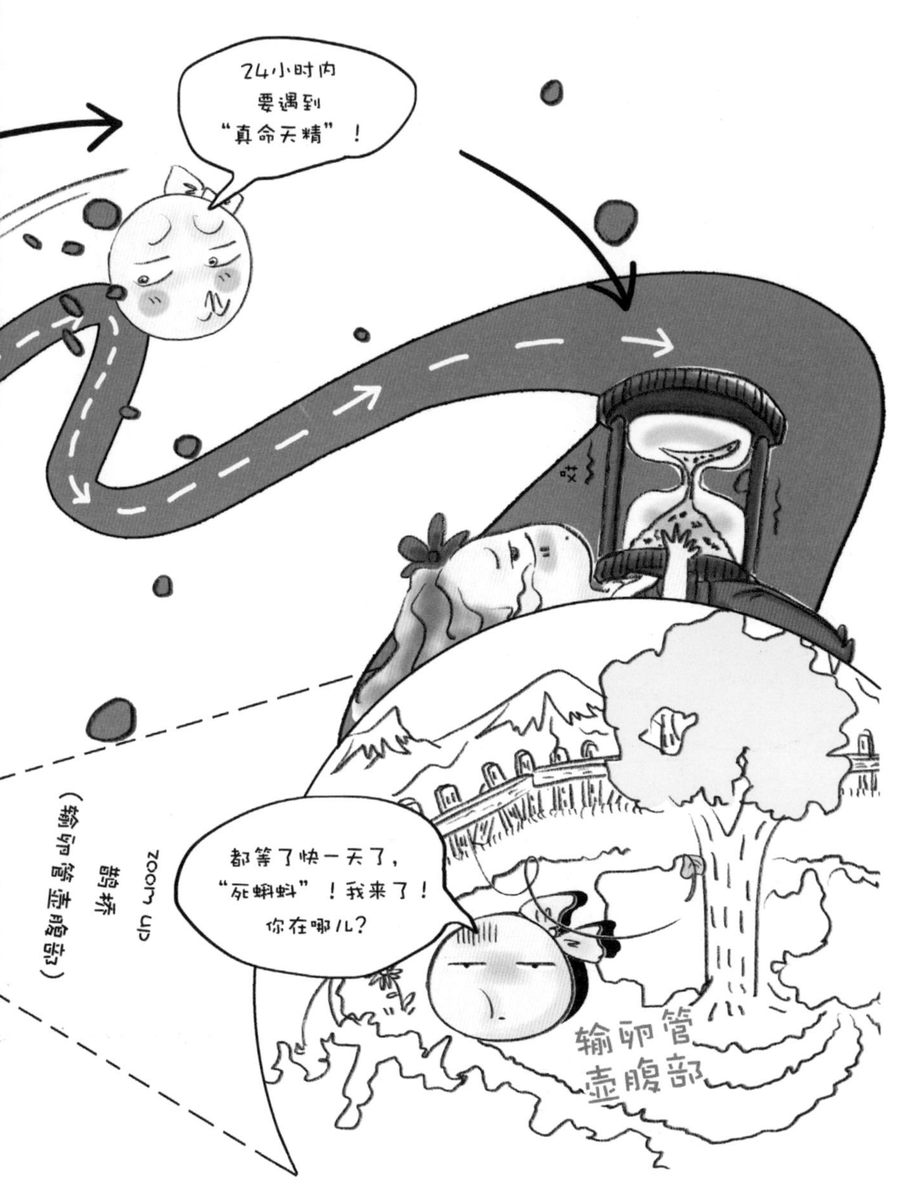

24小时内
要遇到
“真命天精”！
哎
都等了快一天了，
“死蝌蚪”！我来了！
你在哪儿？
输卵管
壶腹部
zoom up
鹊桥
（输卵管壶腹部）

美人易逝……
好凄美的故事。

由此可见……

卵美人如果没有爱情（没遇见“真命天精”），就只有**24小时的生命**。这——就是卵美人的宿命。

正因美人易逝，多少亿只蝌蚪精做梦都想掌握这**夺卵24小时**！却一再扑空……

能掌握这夺卵24小时的，除了卵美人本尊，还有他！！！能预测排卵的麒麟才子——

诸！葛！精！

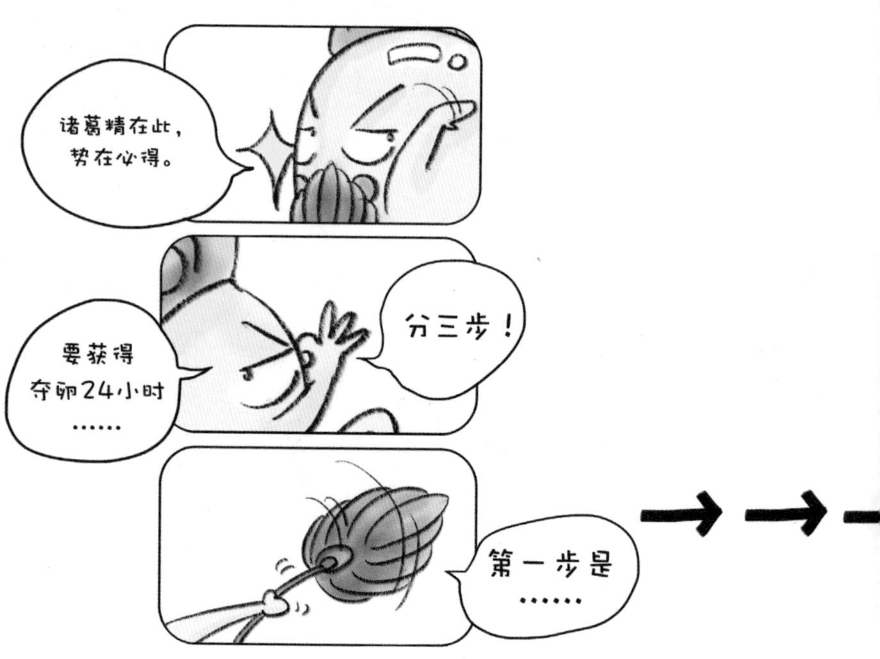

测排卵 第1步

观“春水”

诸葛精曰：“一江‘春水’向下流，排卵期也不远了。”

“春水”是什么东西

排卵前的白带是从哪里来的

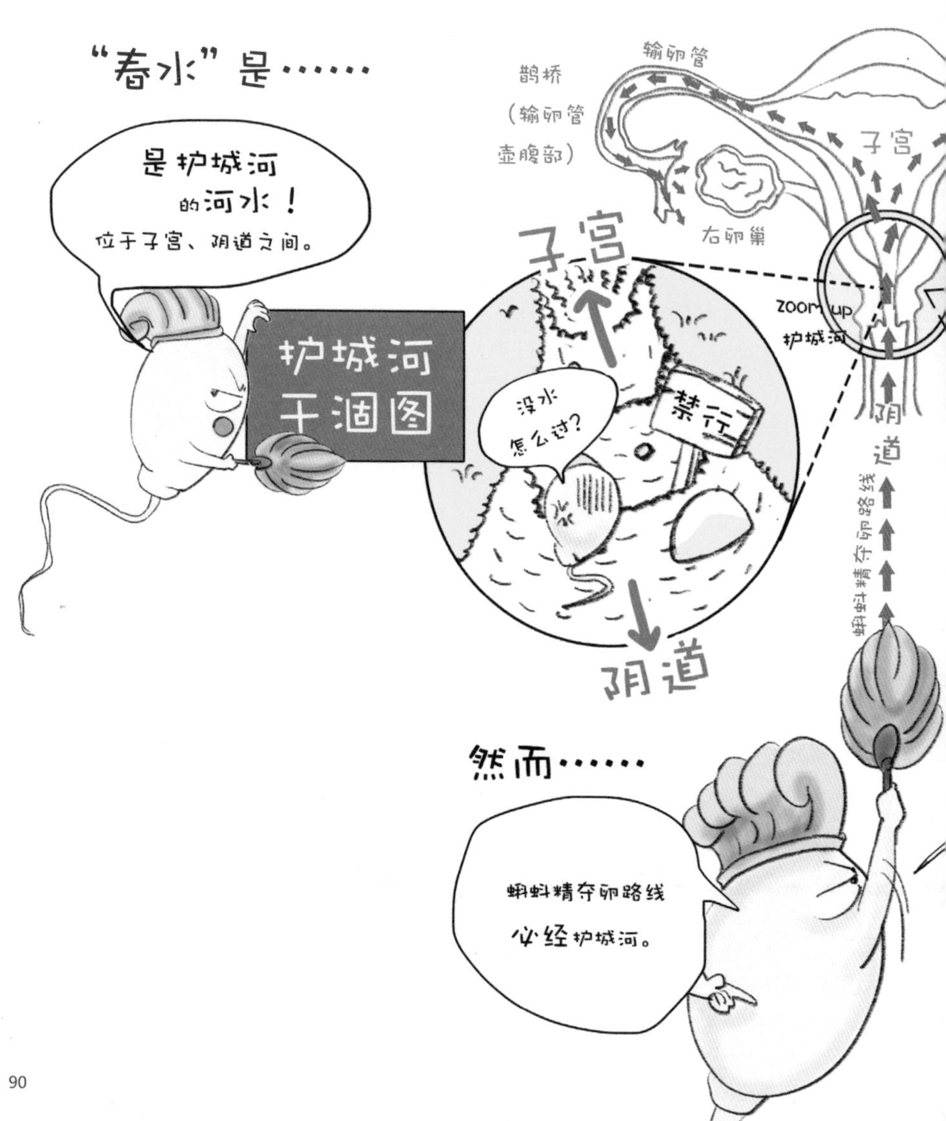

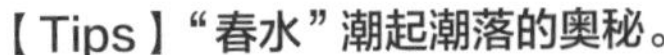

【Tips】“春水”潮起潮落的奥秘。

平日里的护城河是没有水的，由于排卵前激素水平的升高，护城河两边的腺体才开始分泌“春水”。

然而，只会游泳的蝌蚪是无法穿过干涸的护城河的，只有排卵前护城河有“春水”了才能穿行而过，进入子宫。

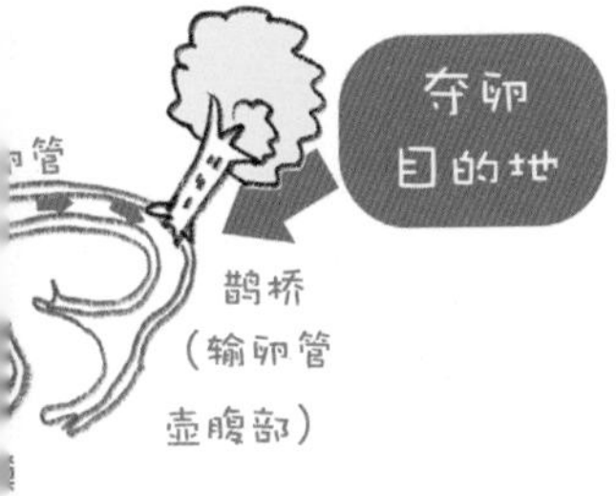

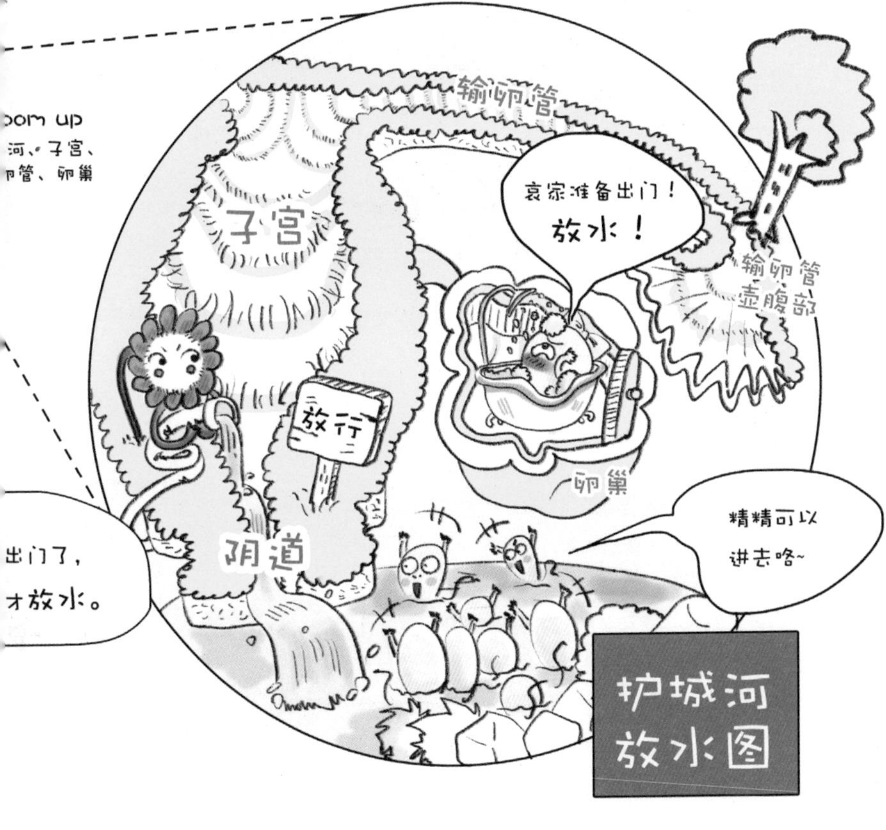

为什么不一开始就用试纸测排卵？

度娘的科普有曰：“女性的排卵日期一般在下次月经来潮前的 14 ~ 16 天。”

照这么来，**“时间范围如此之宽 + 每个人的月经周期的差异 = 什么也没说”**。照它的来可能会影响您测排卵的情绪……

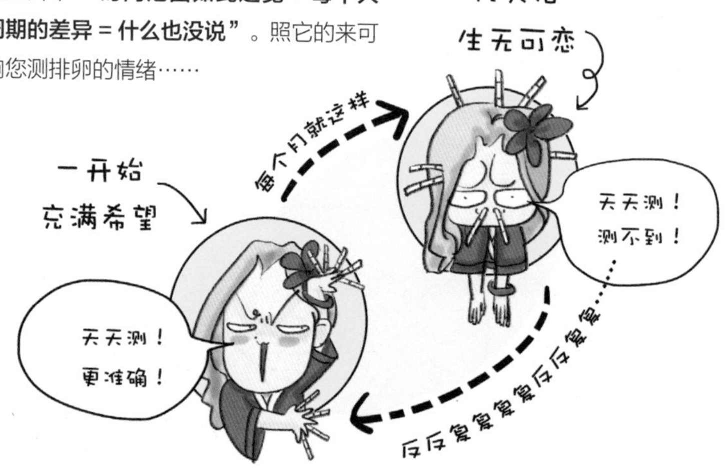

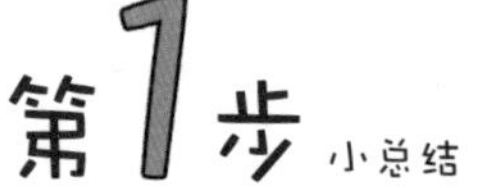

如观察到阴道有**蛋清状白带流出**，这就是诸葛精预言的“一江‘春水’向下流”，意味着卵美人快出门了（您快排卵了）。

从这天开始，买大盒装的排卵试纸，开始测排卵吧！因为卵美人随时可能出门，接下来就要监测出卵美人具体的出门时间啦！

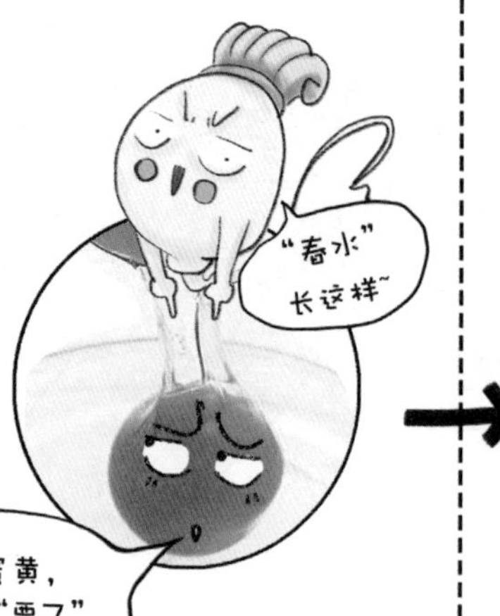

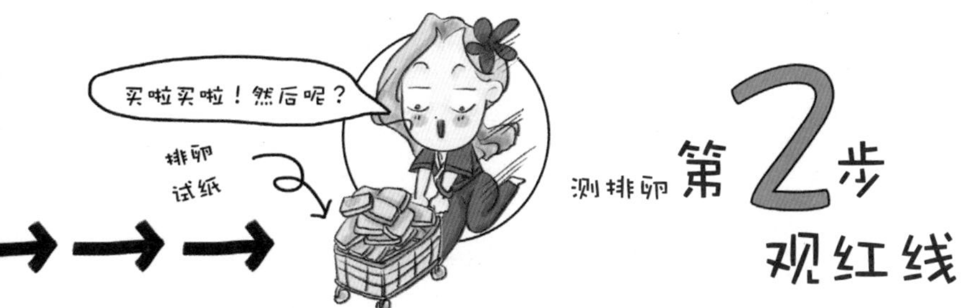

测排卵第2步 观红线

诸葛精又曰："双红线降临之日，24小时内将排卵。"

观红线时机

什么时候用试纸测排卵

既已观得“一江‘春水’向下流”证明此时全城（体内）激素水平已开始风云变幻。

于是诸葛精以每天至少 2 次的频率，用排卵试纸监测激素水平。

每天 2 次!

每天 2 次!

每天 2 次（重要的事情说 3 遍）!

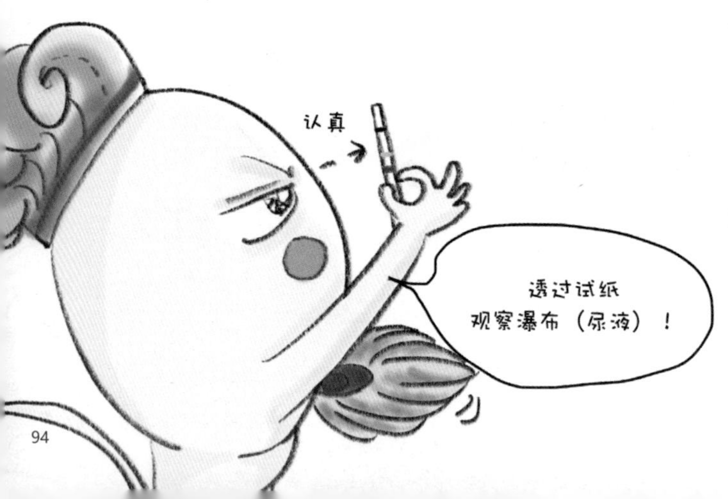

摇头
两条红线
才是寡人要的。
摇头

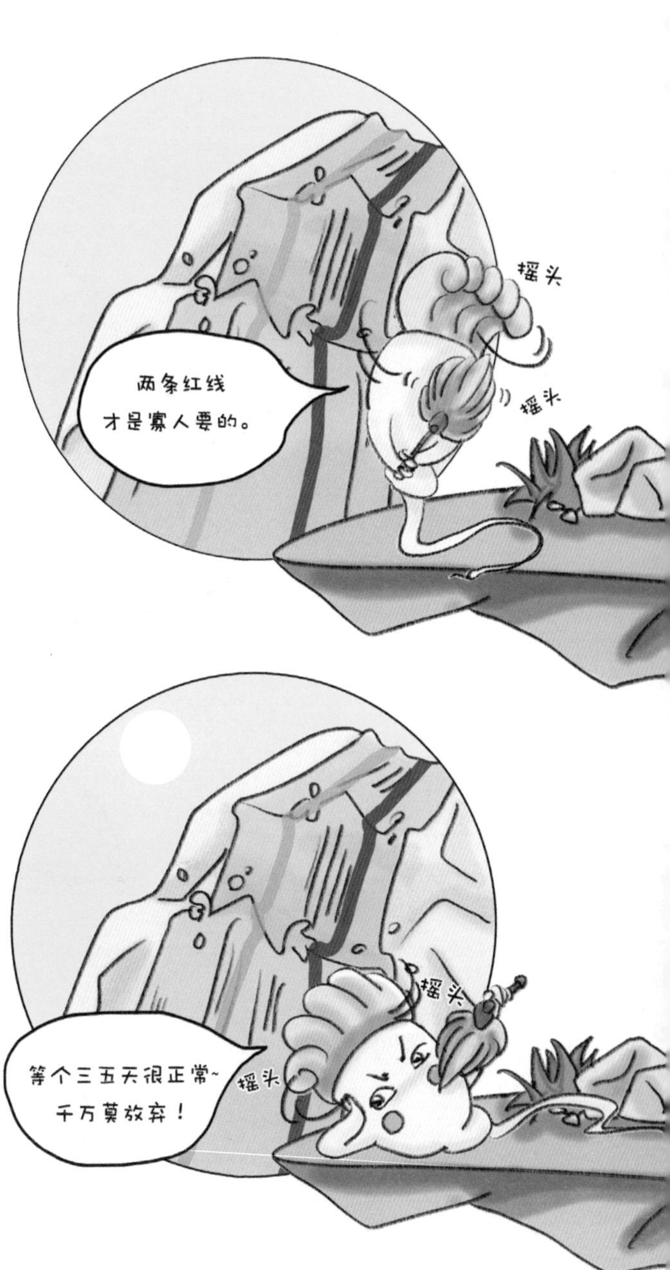

每日起床晨观瀑布

早上起床后，用排卵试纸测 1 次尿液。

摇头
等个三五天很正常~
千万莫放弃！
摇头

每日午后3点再观

下午3点左右，再用排卵试纸测 1 次尿液。

红线怎么看

怎么看排卵试纸

①拿出一张新试纸。

②上厕所，取中段尿。

③试纸一端浸入尿液几秒钟。

④拿出试纸，观察两条线。

对照线
检测线

若排卵期还在路上：

检测线颜色浅于对照线，或只有对照线，则表示还没到排卵期。

对照线
检测线

若排卵期马上来啦：

检测线颜色等于或深于对照线，则表示排卵期将至。

对照线
检测线
测到双红线
不等于排卵中，
只证明快排卵。

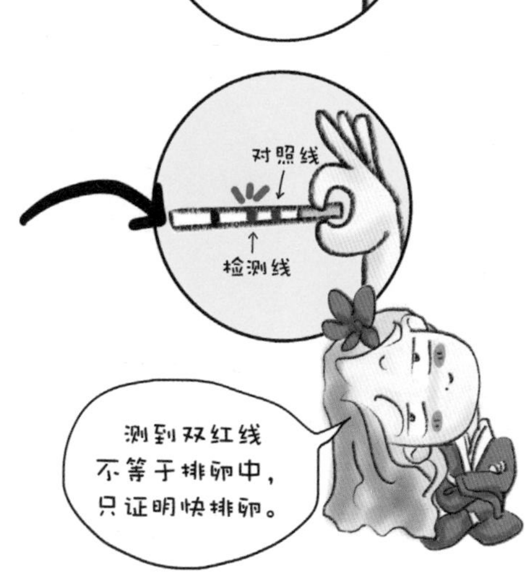

LH 的死忠粉

利用试纸“捕捉”激素 LH 的原理

传说中，有种激素叫 **LH**，它是帮我们预测排卵期的关键。

只有在每个月排卵前，LH 才会突然到达巅峰！**（数值飙高，达到峰值）**这个巅峰，只有作为 LH 死忠粉的试纸君，才能发现（**注意：平时未达巅峰试纸君也测不出**）。

正因为 LH 激素的峰值出现**时间段小于 24 小时**，如果 1 天测 1 次，很可能会错过！因此一早起床测 1 次，下午 3 点左右再测 1 次，每天测 2 次基本不会错过峰值。

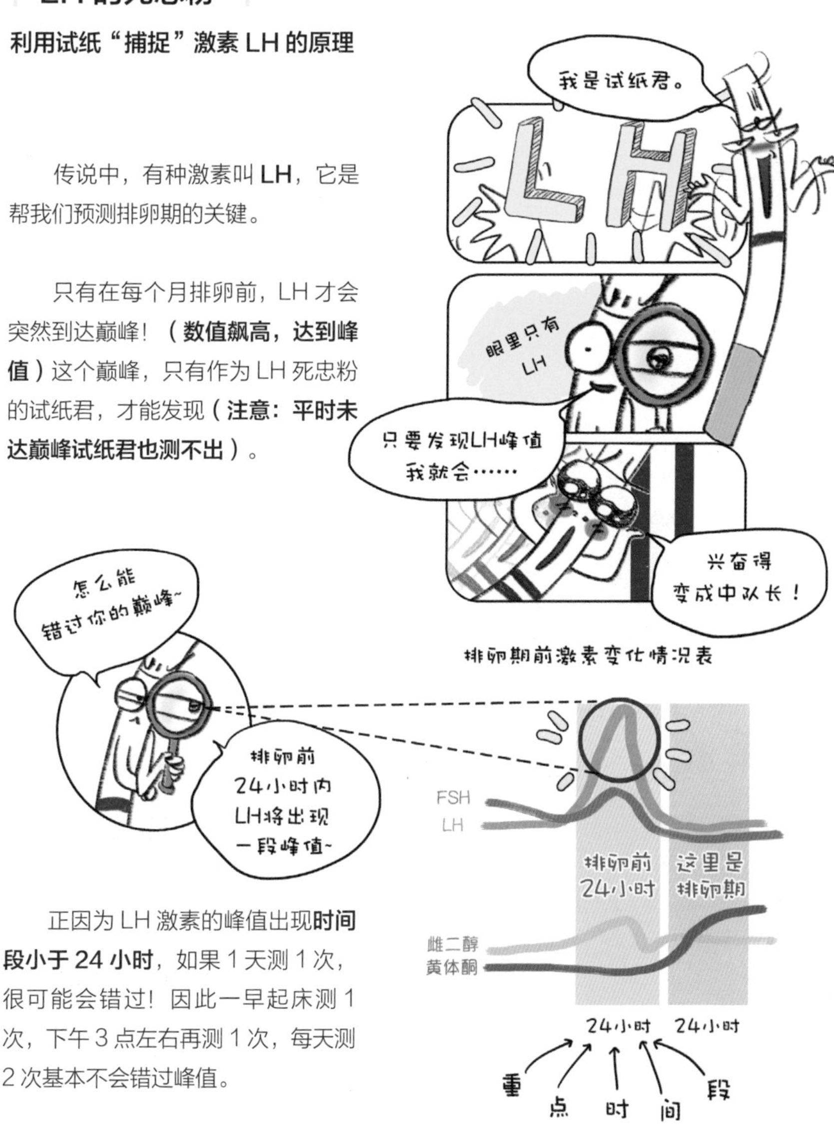

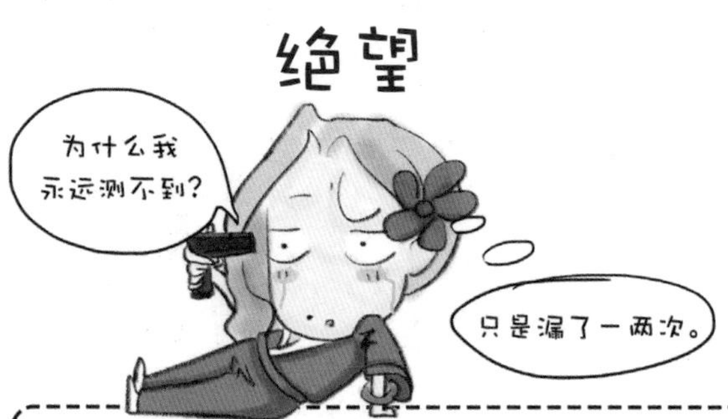

第2步 小总结

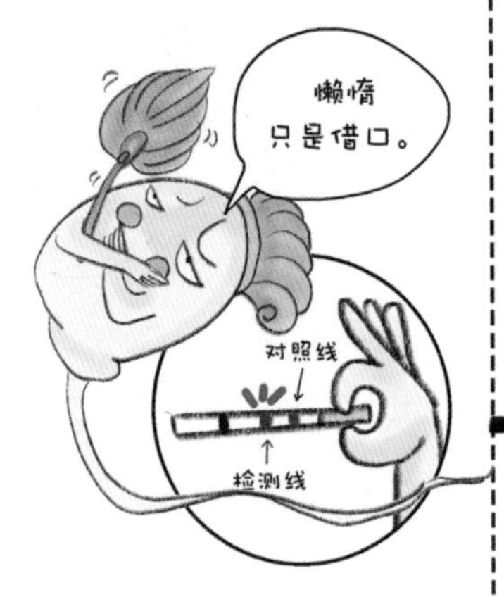

每日起床后，用排卵试纸测 1 次尿液，当日午后 3 点左右再测 1 次（下午 1 点后少喝水，以免影响验尿结果，大头建议，放一盒试纸在单位或是包里，要不然很容易漏掉这一次尿液检测）。

如在排卵试纸上观察到双红线，那就意味着 24 小时内卵美人会出门（排卵）。

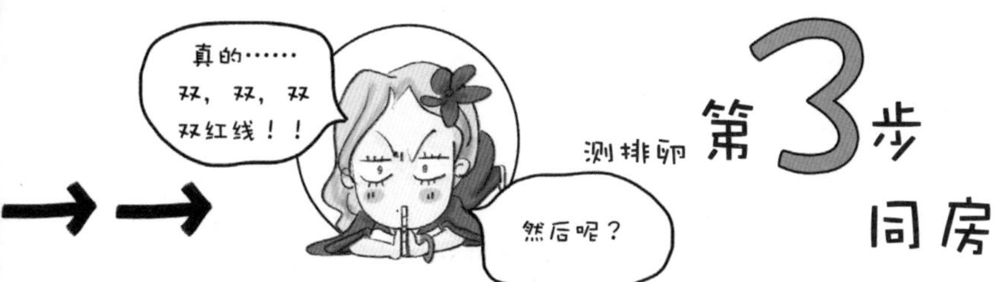

测排卵 第3步 同房

诸葛精掐指一算："双红线当日同房，第二或第三天再同。"

诸葛精智算天机

夺卵时间线索分析

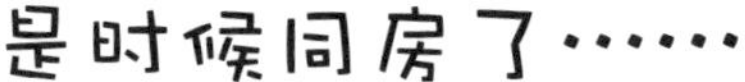

既已观得双红线，诸葛精掐指一算，是时候派出蝌蚪部队（同房）了。

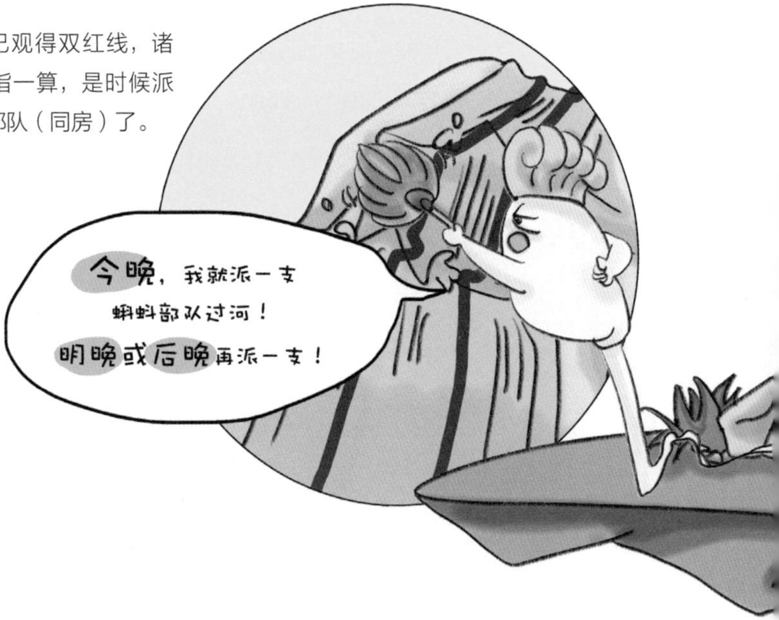

今晚，我就派一支
蝌蚪部队过河！
明晚或后晚再派一支！

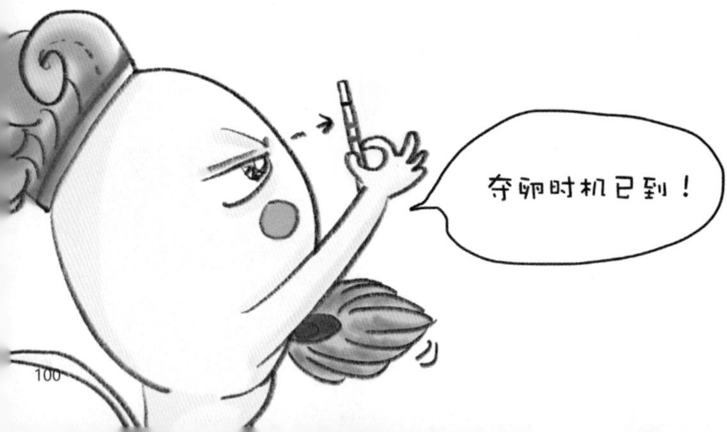

夺卵时机已到！

Why?
什么套路？
为何要
兵分两路？
先掌握：
1个原则！
美人一出门！
要遇见最多、
最新鲜的蝌蚪部队。
再分析：
3个时间
线索！
靠线索推算
美人出门的
大致时间。
时间线索
收集完毕。
下面是
战略详解。

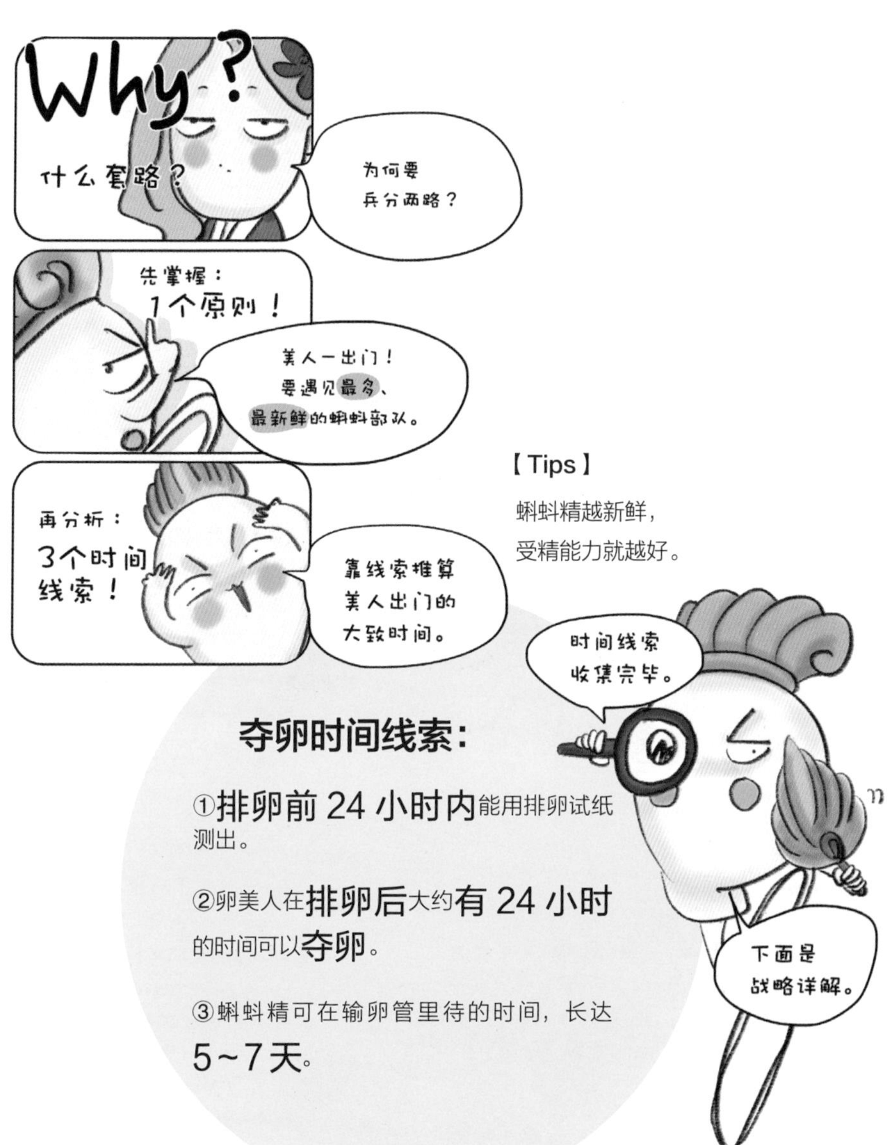

【Tips】

蝌蚪精越新鲜，
受精能力就越好。

夺卵时间线索：

①**排卵前24小时内**能用排卵试纸测出。

②卵美人在**排卵后**大约**有24小时**的时间可以**夺卵**。

③蝌蚪精可在输卵管里待的时间，长达**5~7天**。

诸葛精的同房战略详解

两次同房的意义

分析了诸葛精的夺卵时间线索后，是时候分析为何要派出两支蝌蚪部队夺卵了。

假设诸葛精派出的**打头阵部队**与**救驾部队**中都分为两种蝌蚪精：

①能快速到达终点（输卵管壶腹部）的**暴走精**；

②最多能在输卵管晃悠 7 天的**龟速精**。

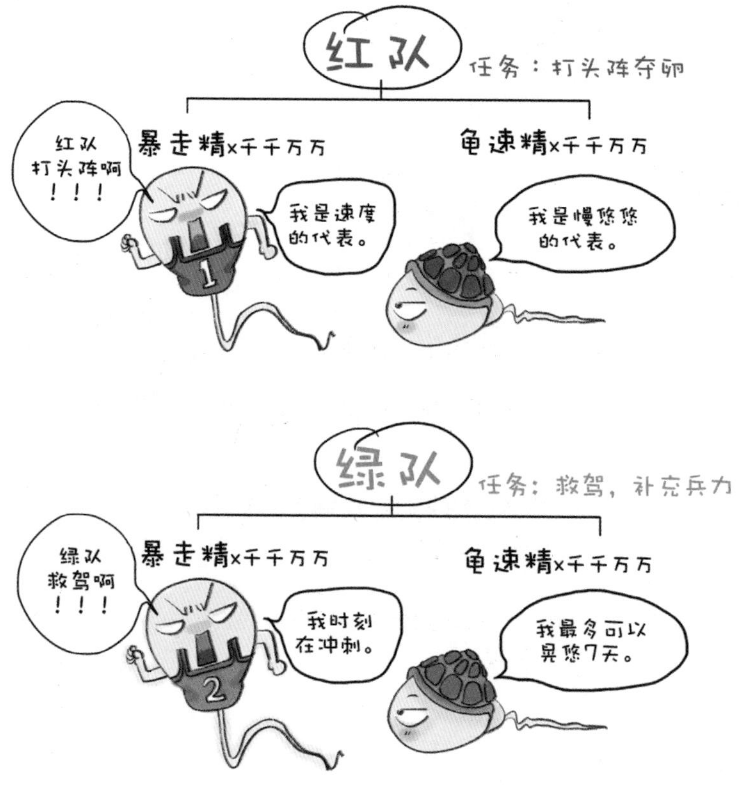

下面是战略……

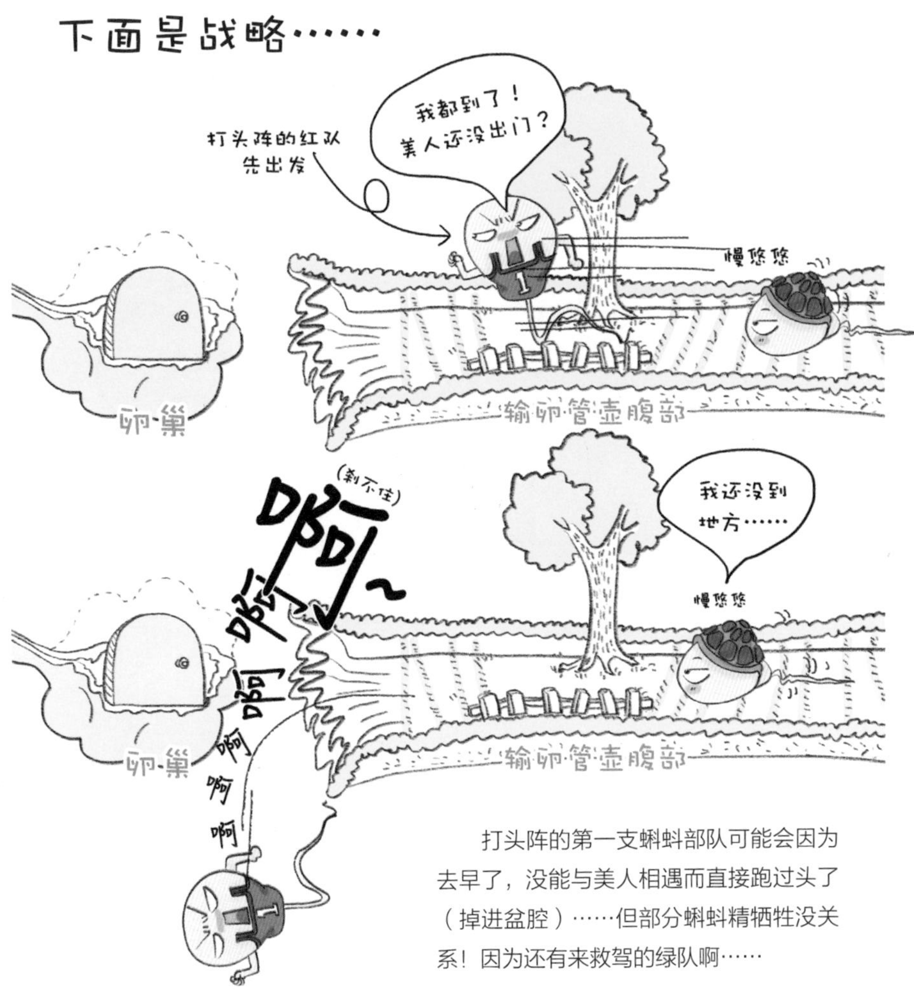

打头阵的第一支蝌蚪部队可能会因为去早了，没能与美人相遇而直接跑过头了（掉进盆腔）……但部分蝌蚪精牺牲没关系！因为还有来救驾的绿队啊……

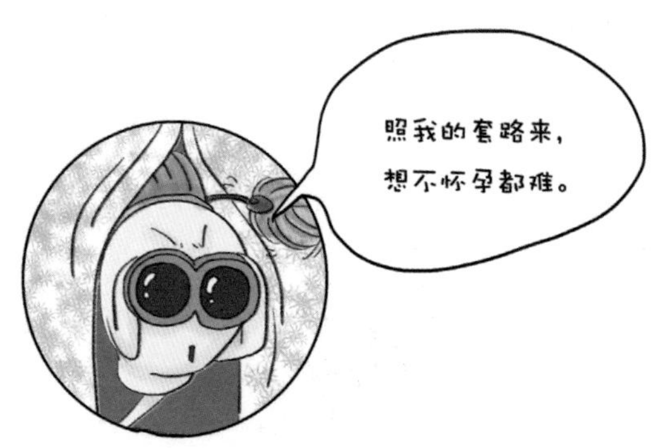

策略宗旨：总有好的精锐部队在路上迎接卵美人。当卵美人出门的时候，就能见到最多、最新鲜的蝌蚪精。

美人终于出门啦！这个时候在输卵管里的除了打头阵红队剩下的蝌蚪精，救驾的绿队的也刚好赶到，多庞大的夺卵队伍啊！管他“红精”“绿精”，能夺卵就是“好精”！

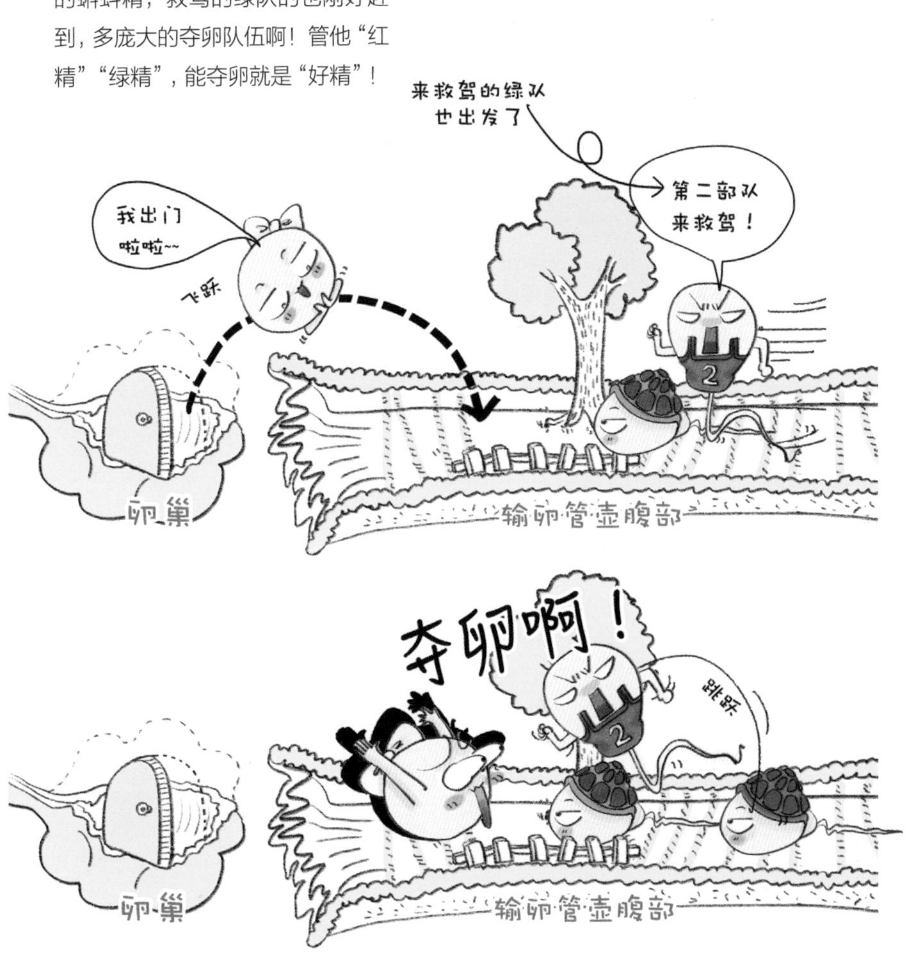

老公，我买了
件新睡衣~
今晚……
Come on~
你懂的……

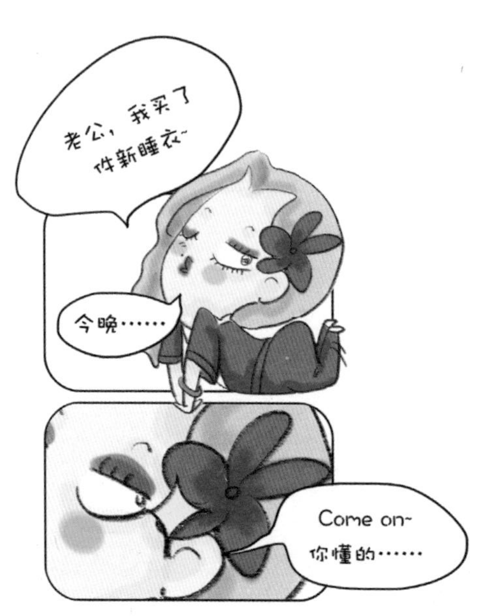

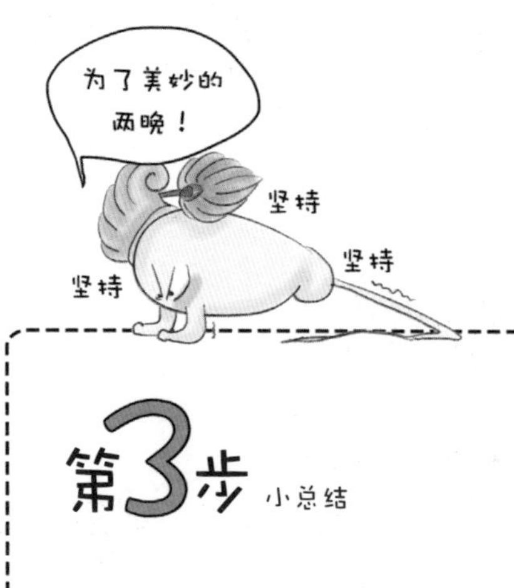

第3步 小总结

完成了这3步，
才叫有效备孕
1个月。

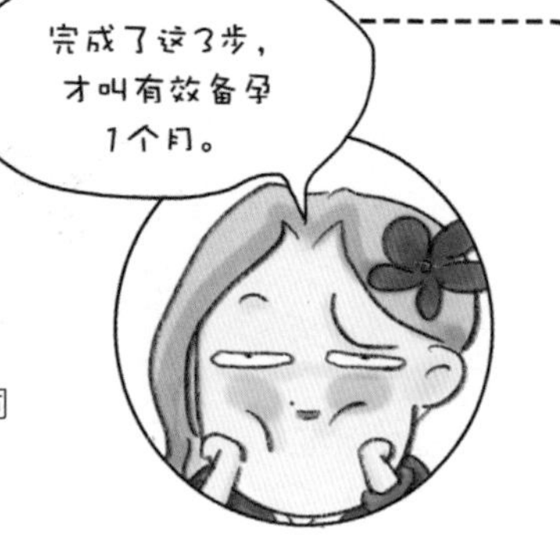

一旦排卵试纸呈现深色的双红线，当晚同房 1 次，第二天或第三天再同房 1 次。

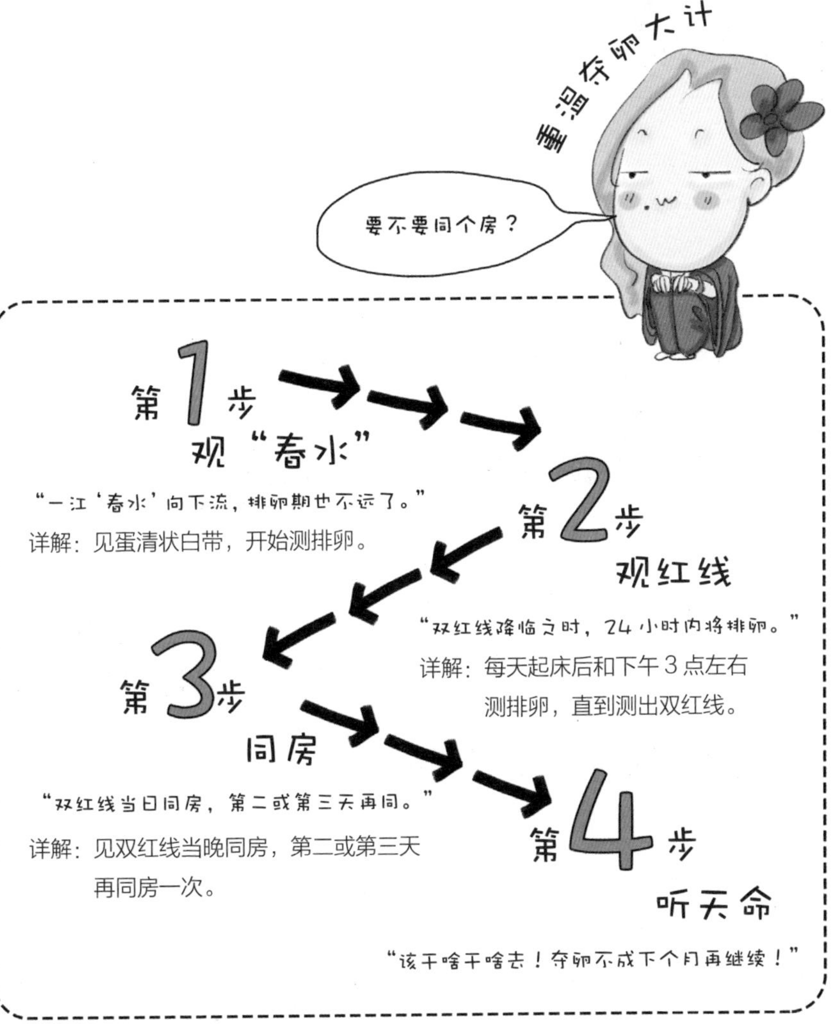
重温夺卵大计
要不要同个房？
第1步
观“春水”
“一江‘春水’向下流，排卵期也不远了。”
详解：见蛋清状白带，开始测排卵。
第2步
观红线
“双红线降临之时，24小时内将排卵。”
详解：每天起床后和下午3点左右
测排卵，直到测出双红线。
第3步
同房
“双红线当日同房，第二或第三天再同。”
详解：见双红线当晚同房，第二或第三天
再同房一次。
第4步
听天命
“该干啥干啥去！夺卵不成下个月再继续！”

其他测排卵锦囊

测排卵的其他方式

锦囊2之双管齐下

要点：结合对卵美人体形的判断。

如果平时不太注意白带，可以结合排卵试纸和 B 超检测共同预测同房时间。一旦卵美人长得足够美（胖），接下来就可以按照诸葛精的锦囊妙计测出较为准确的排卵时间。

一看就
知道……
这体形还
不能出门。
哟~
够胖出门了。
然后……
再按诸葛精的
锦囊预测准确
的排卵时间。

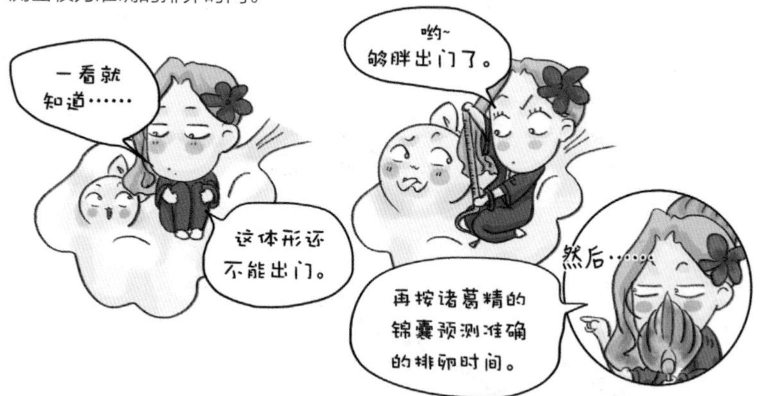

锦囊3之懒人无畏

要点：只需同房同房再同房。

对于月经规律，又不愿意用排卵试纸的懒人，只需要在月经干净之后，每隔 2~3 天同房就不会错过啦！

夺卵需智取，否则再多蝌蚪精也“没卵用”。

开头就说了：“得麒麟才子者，得排卵期！”如今麒麟才子的锦囊妙计是您的了！有了它，一切都是套路！

精准同房，您也可以。

排卵期

自打"排卵期同房"这件事有了地位，世界就开始变味了！！！

上床，不再是花前月下的情趣，而是随叫随到的任务！

老公，不再是宝贝，而是"种马"！

Before
月下
花前
女王，
求翻牌~
Before
宝贝儿~
After
嘿嘿嘿~
朕今晚
要你了。
After
敢在排卵期
偷懒？！
球赛……
上床去！

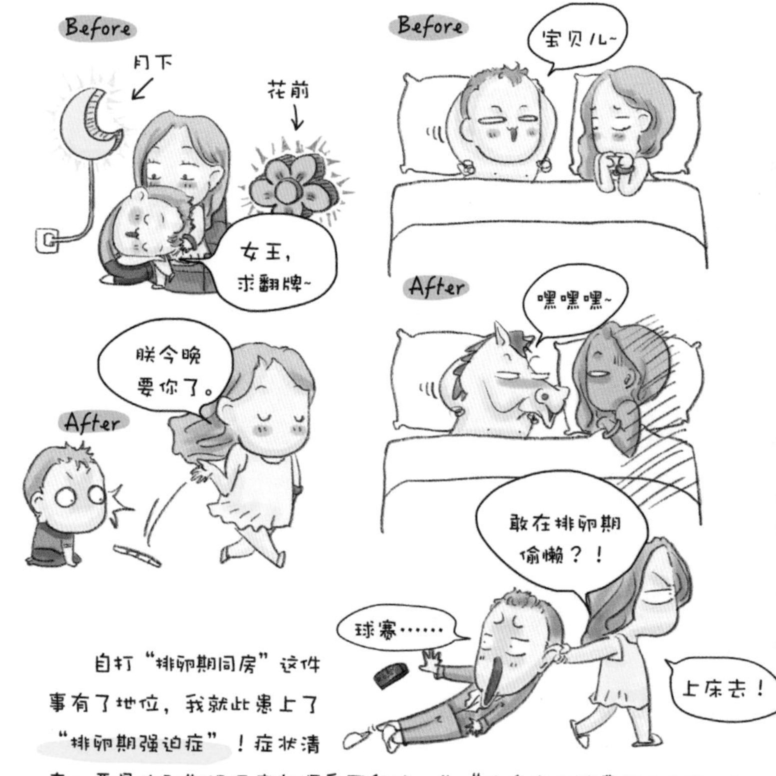

自打"排卵期同房"这件事有了地位，我就此患上了"排卵期强迫症"！症状清奇：要是排卵期没同房就浑身不舒服，为"生命中又浪费了1个月、1颗卵子"而感到焦虑！乁(￣,￣)厂

“大姨妈”

“大姨妈”，没病的时候是仇人，生病的时候是恩人！

“大姨妈”晚了……
“大姨妈”会来吗？
几分钟后……
“大姨妈”会来。
失望……
生病中……
快！告诉我“大姨妈”来了……
好想吃药……
水
孤身奋战
敢熬夜看球？！
生蚝吃光！
进球啦！

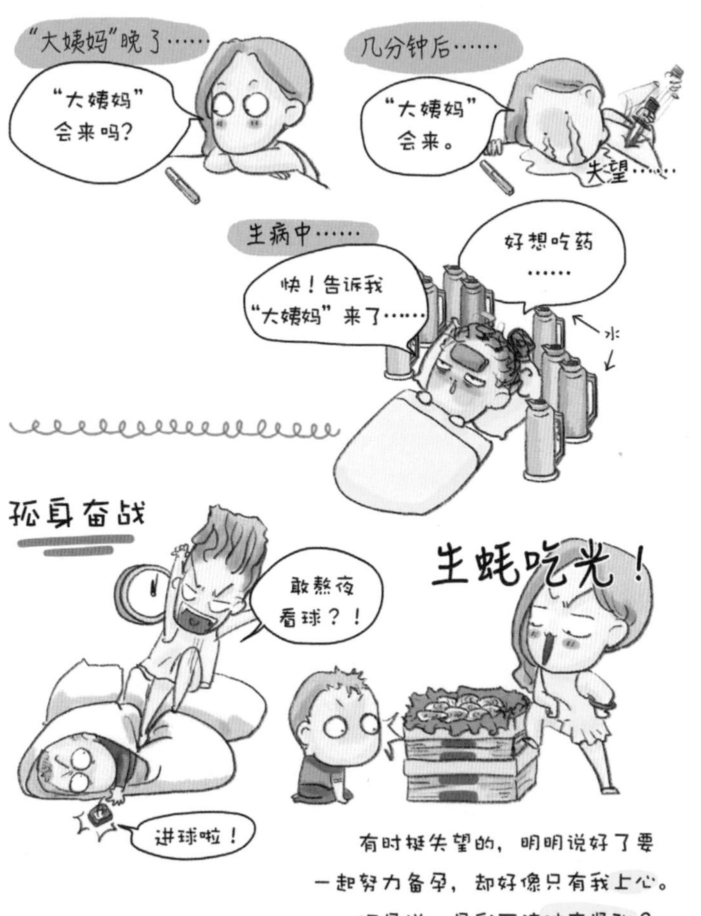

有时挺失望的，明明说好了要一起努力备孕，却好像只有我上心。还是说，是我不该过度紧张？

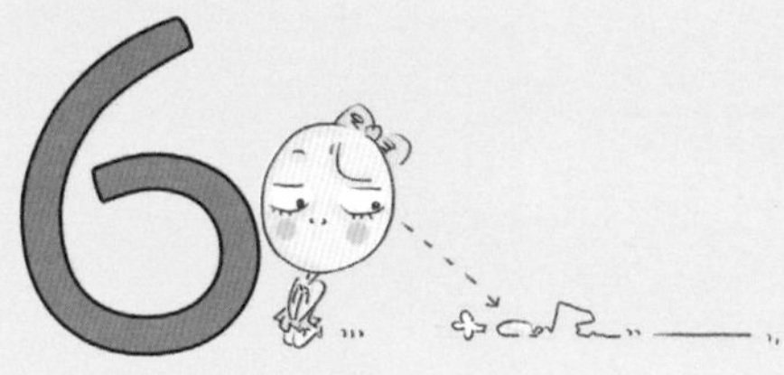

剩精、剩卵
家底大清查

想怀孕要做什么检查?

您的蝌蚪精和卵美人“剩下”了吗？

封山育林了 3 个月，麒麟才子的锦囊妙计也用上了，半年了……到头来，蝌蚪精和卵美人还是没捣鼓出个娃来，就这样变成了剩精、剩卵——俗称“不孕”。（育龄夫妇中，不孕症的发生率达到 10%~15%。）

如果蝌蚪精和卵美人不幸“剩下”了，这时候只有找出“剩下”的原因，才能继续给他们找对象。找原因的方法，就是给他们做个家底大清查！

【主角】

剩精 = 未能成功怀孕的男方的精子

剩卵 = 未能成功怀孕的女方的卵子

你是剩精、剩卵吗

不孕的界定

四大条件……

剩精、剩卵（不孕）不是随便界定的，同时具备以下四大条件，才能算不孕，才需要寻求医生的帮助。也就是在未避孕的情况下，有 1 年以上正常性生活而未怀孕的，才算**不孕**。

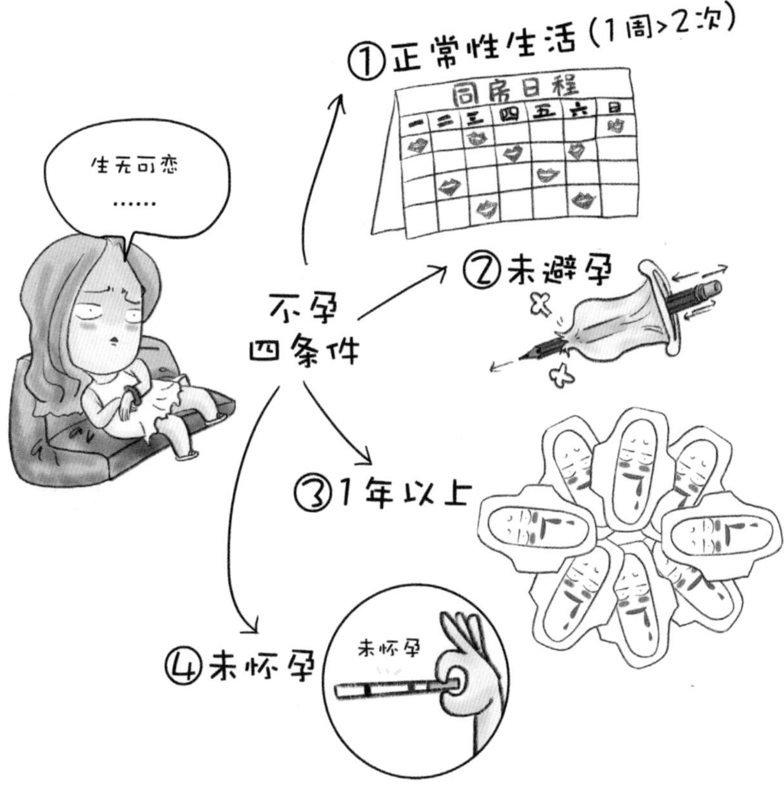

重温爱情五部曲

自然受孕缺一不可的步骤

五大情节
缺一个，会不孕哦！

蝌蚪精和卵美人的爱情故事（自然受孕）是个完整的过程，任何一个或几个环节异常都会影响故事的结局，导致剩精、剩卵的出现（不孕）。

大头带您重温一下这五大情节吧。

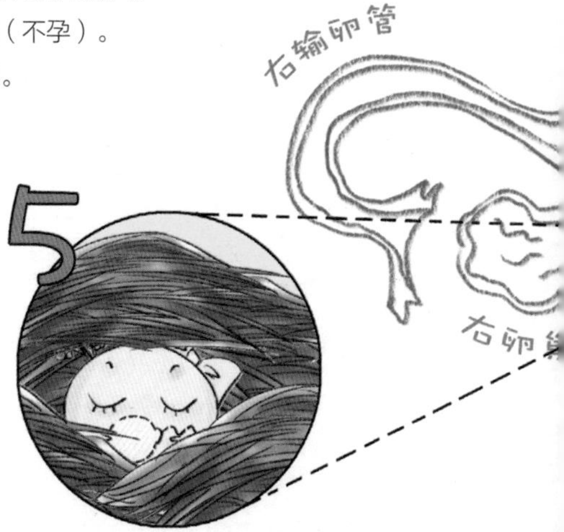

5

受精卵（胚胎）在松软的高粱地着床（在子宫内膜着床）并且孕育出宝宝。

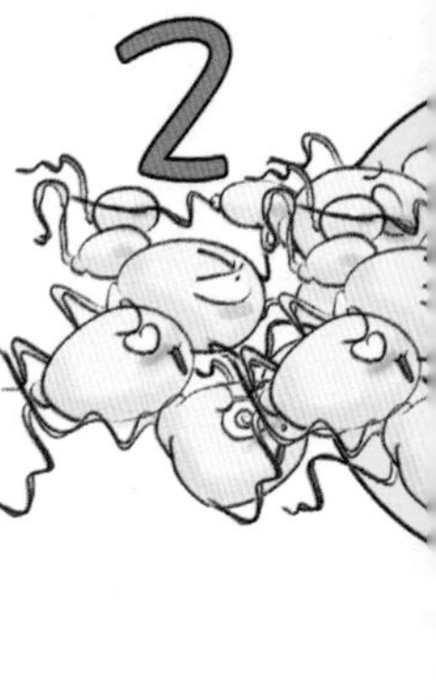

2

然后，男方要有足够数量的正常蝌蚪精。

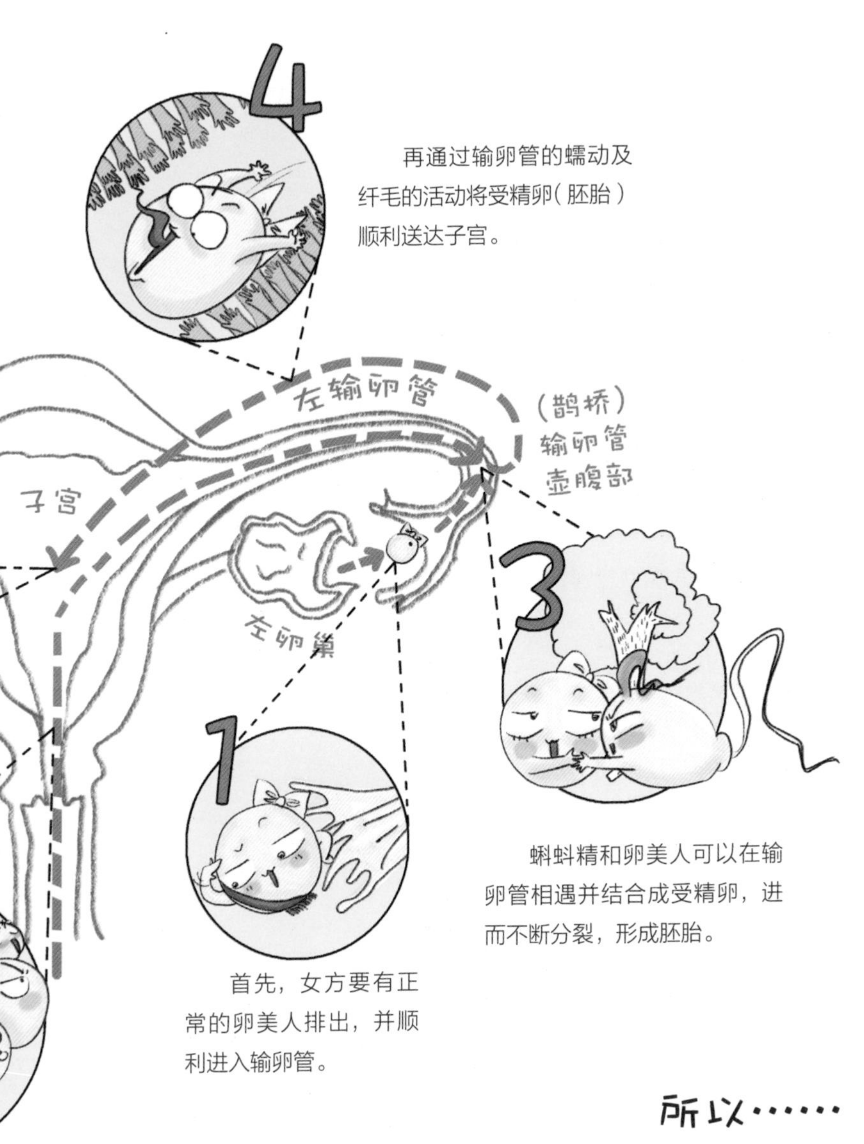

再通过输卵管的蠕动及纤毛的活动将受精卵（胚胎）顺利送达子宫。

蝌蚪精和卵美人可以在输卵管相遇并结合成受精卵，进而不断分裂，形成胚胎。

首先，女方要有正常的卵美人排出，并顺利进入输卵管。

所以……

怎么就“剩下”了

不孕的原因总览

不孕有因……

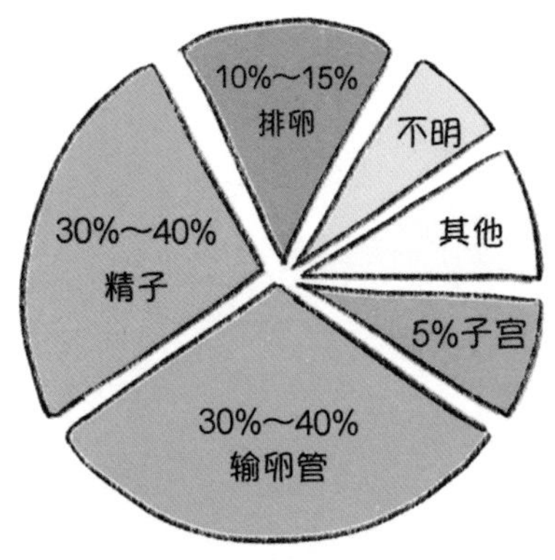

不孕因素比例表

让生殖科医生
给您做判断！

女人年龄……

年龄对女性的影响，远远大于男性。老年男子让年轻女子怀孕的例子有很多。

但是有的女性都快绝经了还要求生育，那医生只能“呵呵”了。医生建议不孕的女性还是要尽早就医。

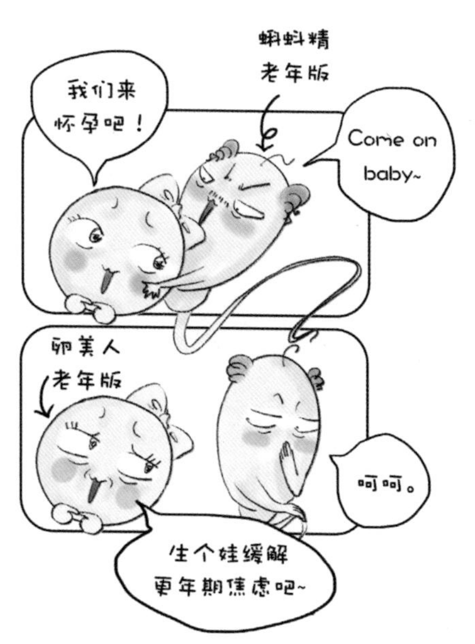

共同面对……

成为剩精、剩卵的原因有男的有女的，需要夫妻双方来共同面对、一起努力。先从一项项**家底大清查**开始吧！

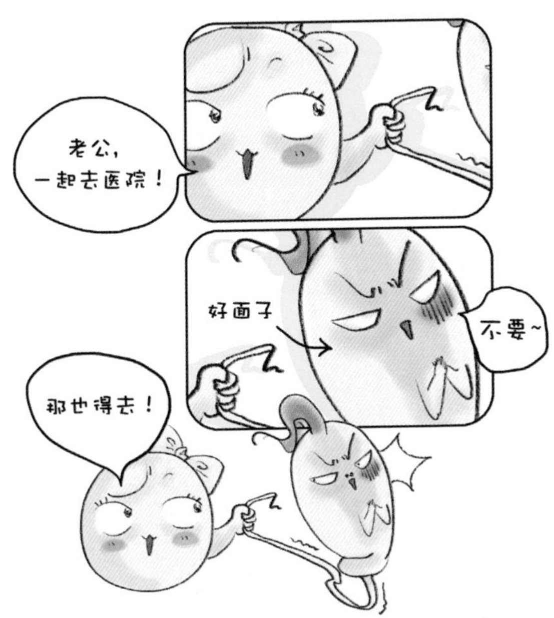

查什么？怎么查？

不孕因素1

30%～40%是因为精子问题

我配不上
你的美……

蝌蚪精不给力？
卵美人嫁不出！

没用的蝌蚪精

精子状况不佳

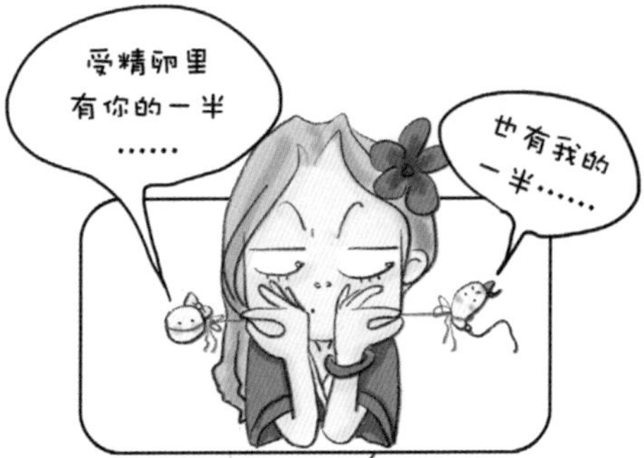

受精卵里
有你的一半
……

也有我的
一半……

蝌蚪精本该……

要想成功怀孕，首先得有一只蝌蚪精和一颗卵美人成功结合，大家都知道吧?

而一只蝌蚪精要成功夺卵得牺牲多少的同伴，才能成功地为美人脱下嫁衣啊……

（欲知脱嫁衣细节，请温习第 1 章“拾漏王的故事”）

在美人的想象中，千万只蝌蚪精夺卵的画面本该是如此壮烈的，如右图。

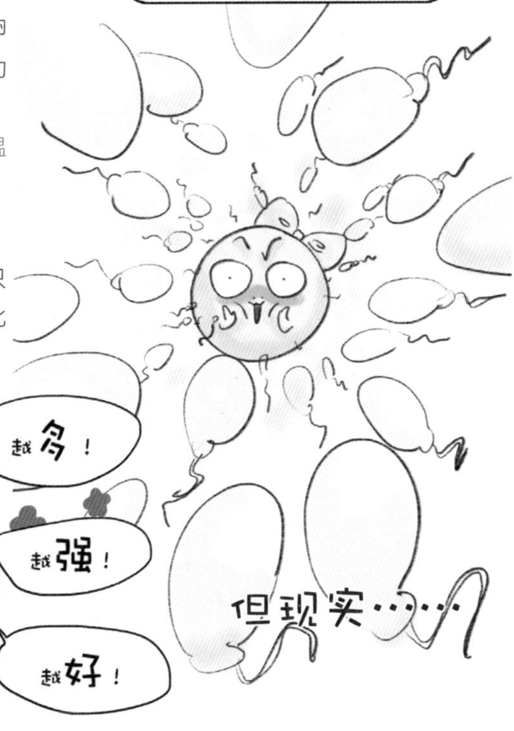

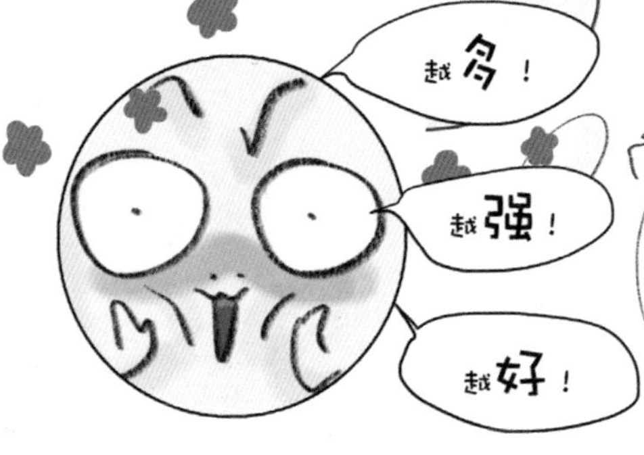

越多！

越强！

越好！

但现实……

输卵管
壶腹部

But

有时候想象是丰满的，而现实是骨感的……

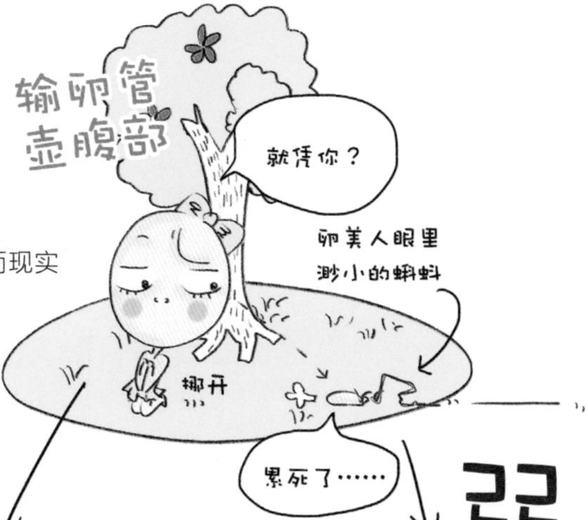

就凭你？

卵美人眼里渺小的蝌蚪

挪开

累死了……

挑

卵美人的现实

卵美人一辈子就等待一只“真命天精”的临幸，她**岂能降低择偶标准？！**

弱

蝌蚪精的现实

蝌蚪精们不是数量太少，就是形态怪异，抑或活力不够，**残兵败将，如何夺卵**？

剩
你们蝌蚪精
太不给力！
明明是
你太挑~
你敢不敢
取个精？

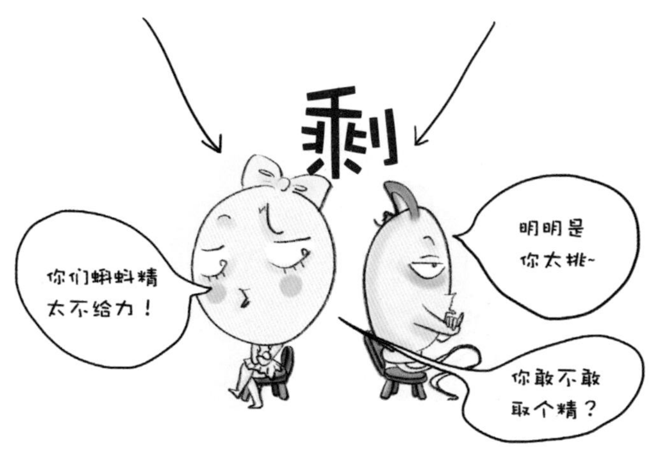

取精攻略

精液检查与其注意事项

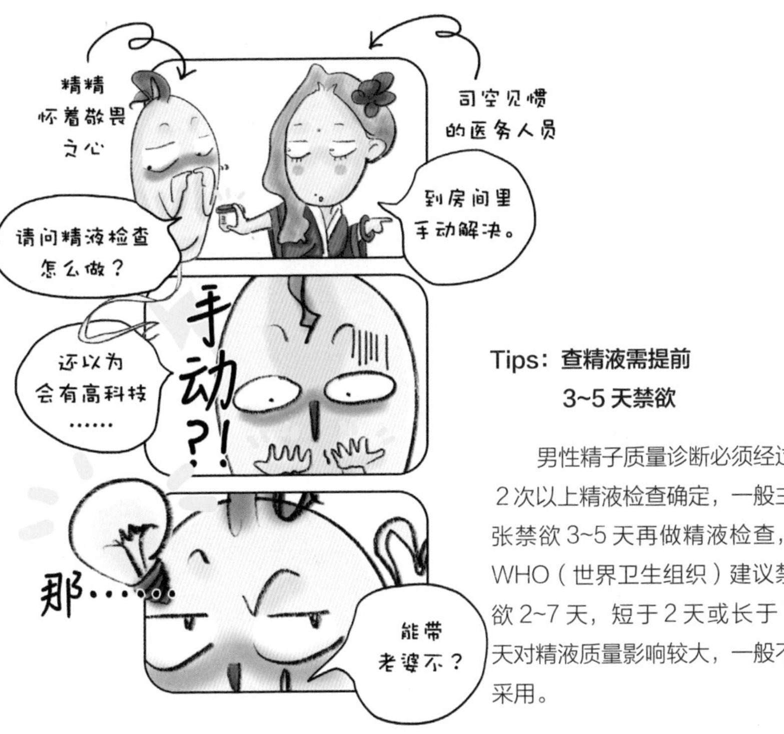

Tips：查精液需提前
3~5 天禁欲

男性精子质量诊断必须经过 2 次以上精液检查确定，一般主张禁欲 3~5 天再做精液检查，WHO（世界卫生组织）建议禁欲 2~7 天，短于 2 天或长于 7 天对精液质量影响较大，一般不采用。

Tips：射出后半小时内
必须送检

实在于公共场所无法手动解决的，即便要换个场合解决，也必须在精液排出后半小时内送到医院的检验科。

报告出来后……

通常，当您拿到**精液报告**时，您会是一脸蒙圈的，因为有太多项目和数据了……大头教您怎么**看重点**。

体检报告里的玄机

精液报告主要看什么

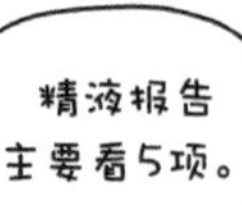

精液成分……

就体积而言，精液中有 90% 是来自附属腺体的分泌物（精浆），其中主要是来自前列腺和精囊腺，少部分来自尿道球腺和附睾。在精浆里 90% 都是水。

10% 精子

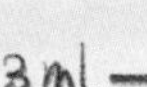

90% 精浆
（精浆的 90% =水）

密度

①精液体积：下限为1.5ml

②精子密度：下限为15×10^{6}/ml

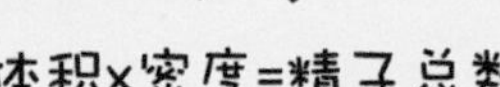

若样本收集不完整：

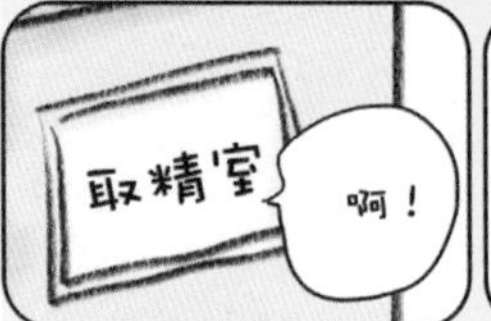

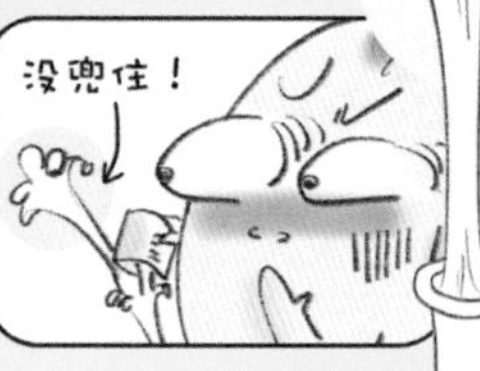

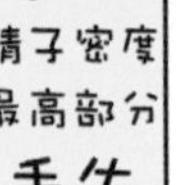

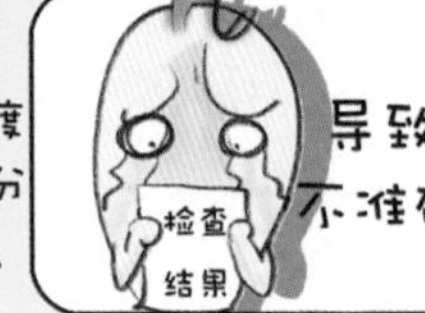

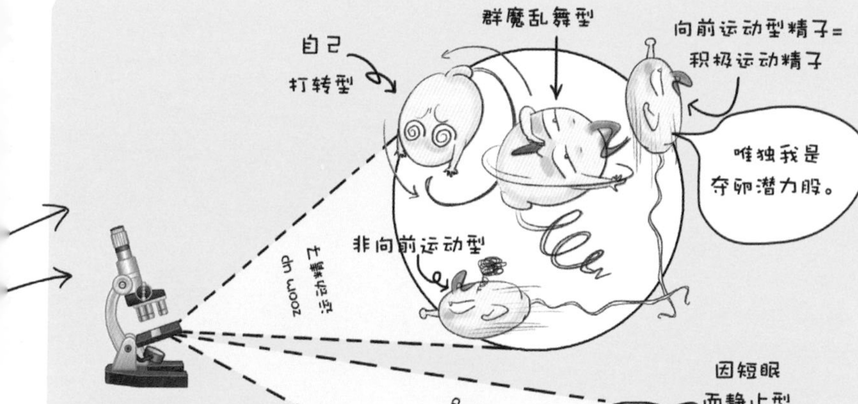

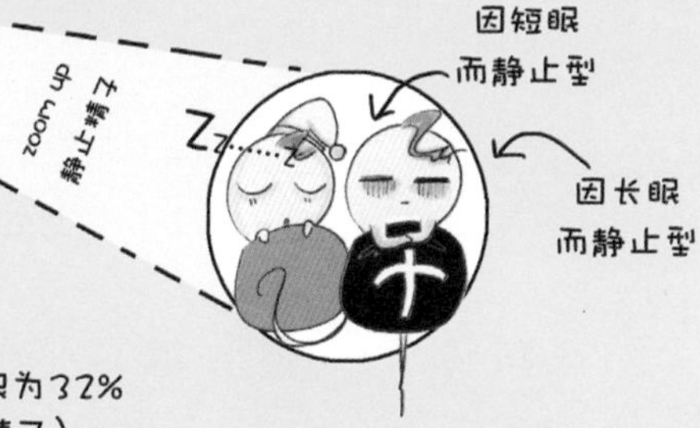

自己打转型

群魔乱舞型

向前运动型精子=积极运动精子

唯独我是夺卵潜力股。

非向前运动型

zoom up 运动精子

zoom up 静止精子

因短眠而静止型

因长眠而静止型

活动率

③积极运动精子比例：下限为32%

（注：积极运动精子=向前运动型精子）

形态

④正常形态精子比例：下限为4%

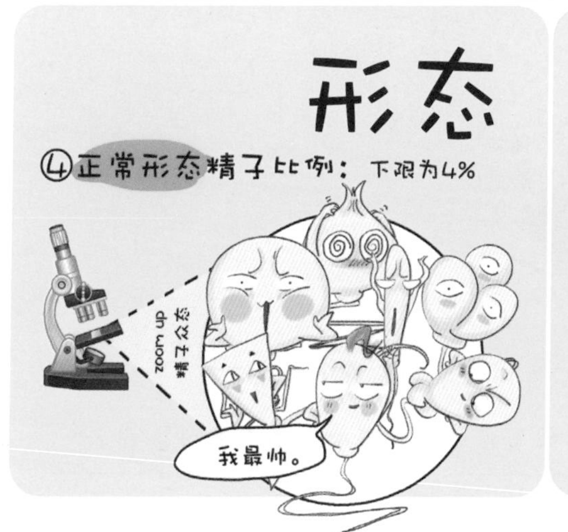

其他

⑤精液液化时间：

60分钟内

等指标

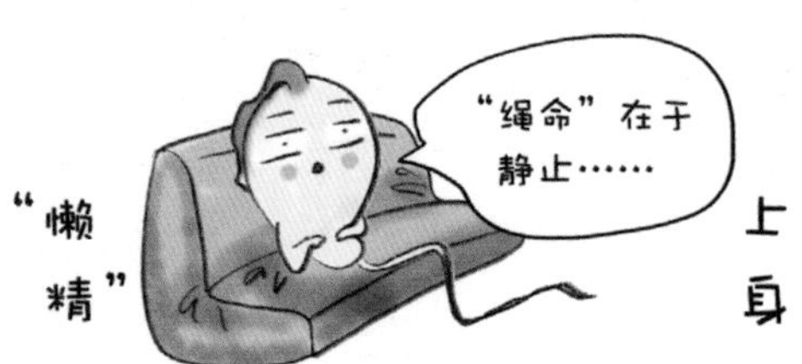

“懒精”：“为什么不先排除女方因素再查精子？”

大头：“女性的检查比男性费事、费时，看下去便知道。”

第1步 精液检查

先请男方到生殖科做个精液常规检查，让医生对男方的精子质量做个基本评估。

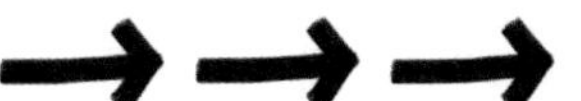

不孕因素2

10%～15%是因为排卵问题

卵美人不够美，
再多蝌蚪精也“没卵用”！

我哪里
不够美？

一月一度的
选美大赛
又来了！

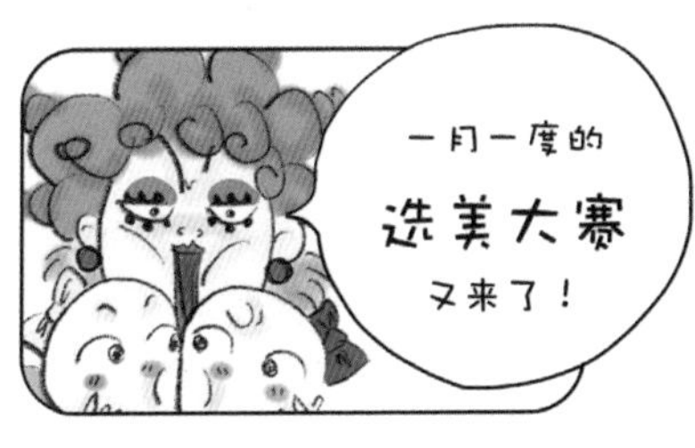

说到排卵，当然不免提到我们卵巢的明星管家卵麻麻！

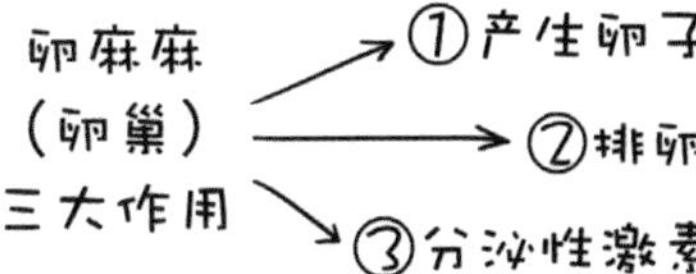

排卵流程是——

要想成功排卵，首先需要卵麻麻唤醒一批沉睡的卵美人。

并通过《美人真卵秀》海选出一位本月卵美人候选人。候选卵美人必须接受激素大师组合（下丘脑、垂体、卵巢）的集中打造后，才能成功出门（排卵）。（欲温习《美人真卵秀》的详情，请翻看第4章“卵美人的身世之谜”）

苏醒
选秀
打造
排卵
Duang~

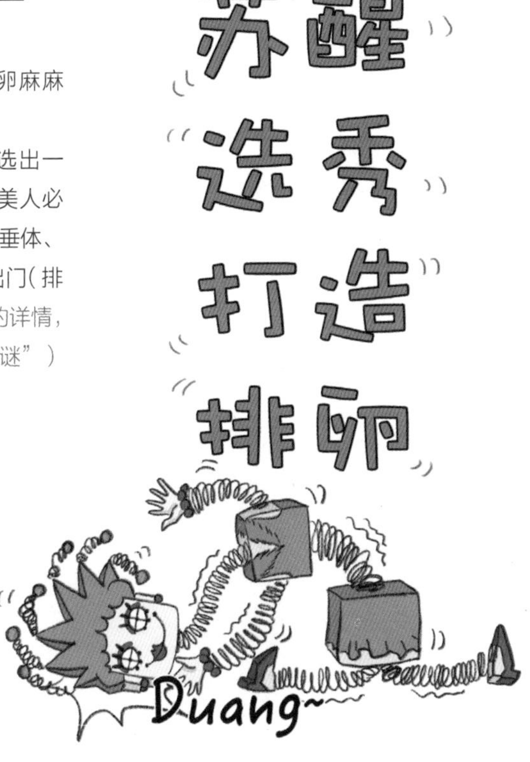

然而，
若选美机制
出了错……

选美停赛的后果

多囊卵巢综合征

若选美机制出了问题……

睡美人苏醒之后，万万没想到生殖界每月一度的选美大赛，已经因为管理混乱停办了好些日子。因此卵麻麻（卵巢）也有好些个月不排卵了。苏醒的美人姐妹们当然不乐意，纷纷表示了抗议！

醒了！
参加选美咯！
把你送上寻精之路！
请保持微笑。
说好的选美呢？
我不想知道。
没美人可以出门？
可宝宝还小呢……

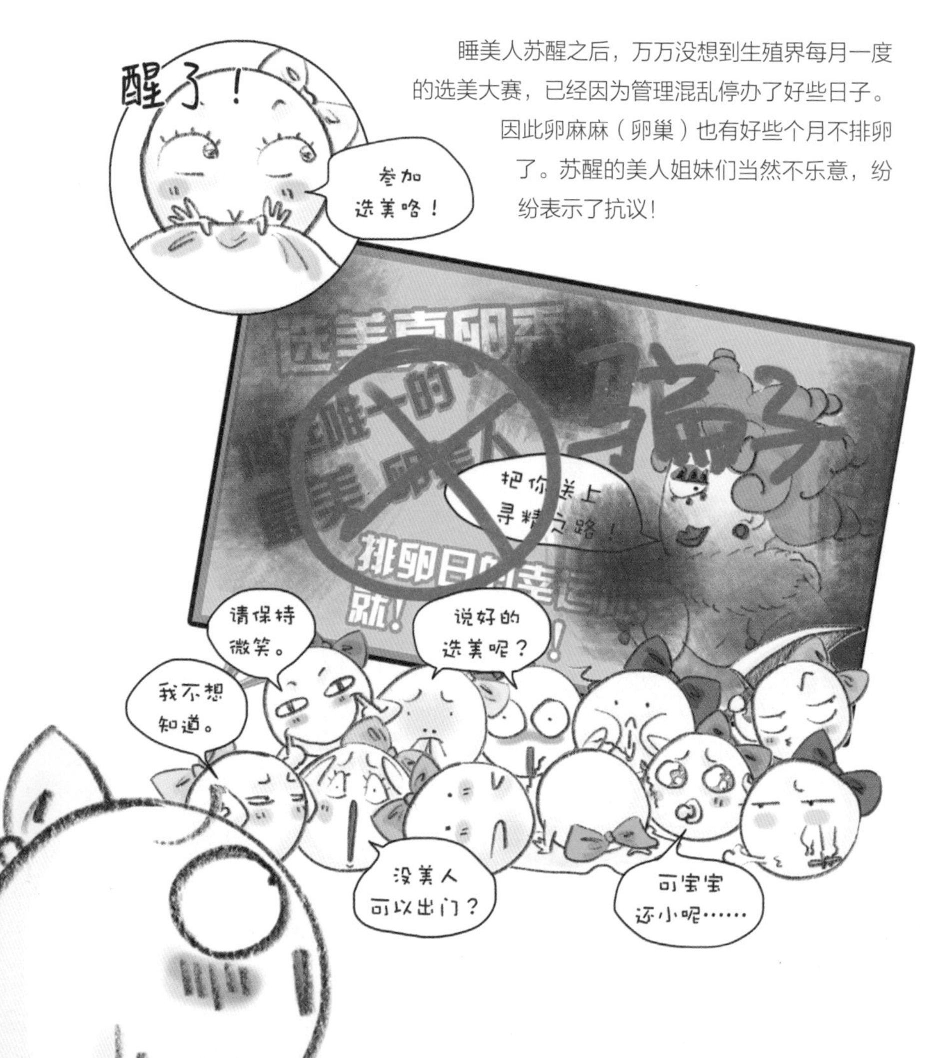

那负责打造卵美人的激素大师组合去哪儿了？反正没在选美。

这段时间
光跟咱打麻将了，
牌技还是这么烂！
最近特懒，
脑子都不想动……
呵呵。
啧啧啧……
麻麻，怪不得
最近胖了哦~
切……
月经还不调，
管他呢！

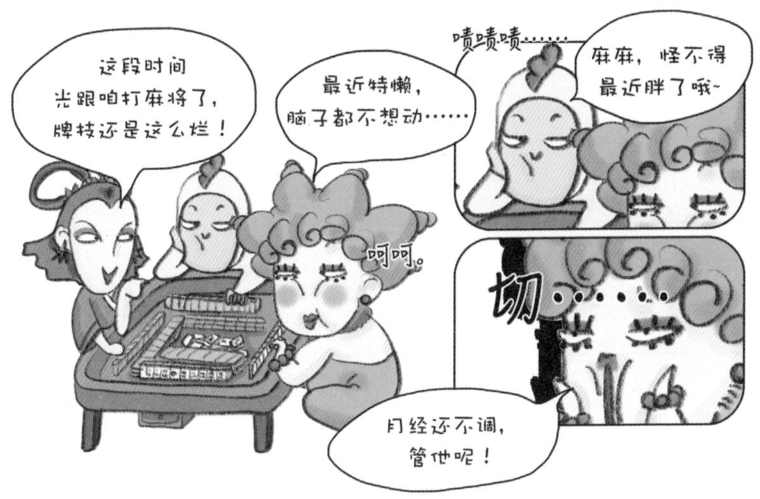

实在排不出……

结果，这个月苏醒的卵美人由于没能参加选美，更没有激素大师组合的打造，自然**个个都不肥美**，一颗能合格出门的美人都**挑不出来**……

准确的说法，就是下丘脑—垂体—卵巢轴功能失调及其他内分泌紊乱致使卵巢无排卵和雄激素分泌过多。这就是传说中的**多囊卵巢综合征**。主要临床特征是月经稀发或闭经、不孕、肥胖、多毛等。

卵巢
都不美……
这是肥胖的肚子，
不是怀孕的肚子

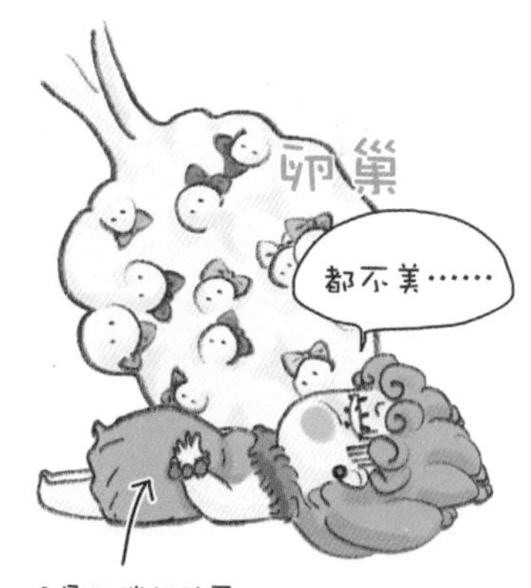

御宅美人与黛玉美人的无奈

黄素化未破裂卵泡综合征与卵巢功能减退

若卵美人出不去门……

我只想
宅家里……
给我
出……去~

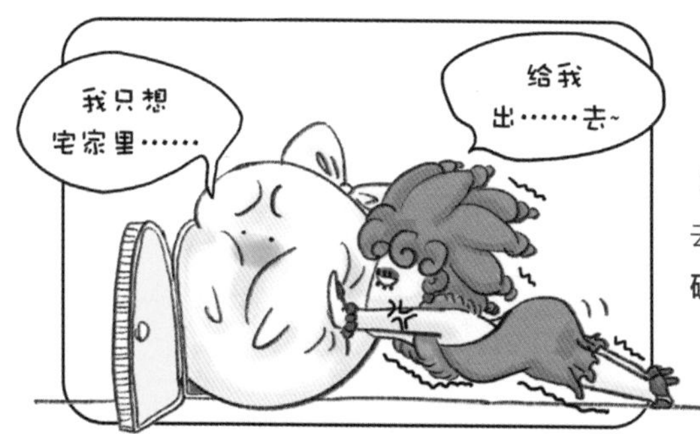

有的卵美人只顾着胖胖胖（卵泡变大），结果却胖得出不去门。这就是传说中的**黄素化未破裂卵泡综合征。**

若没美人可挑……

啊~
我被风
吹倒了！
弱
咳咳咳咳
我是第一位
卵美人
参赛选手。
卵麻麻：
下一位！
不好意思，
我也是最后
一位……

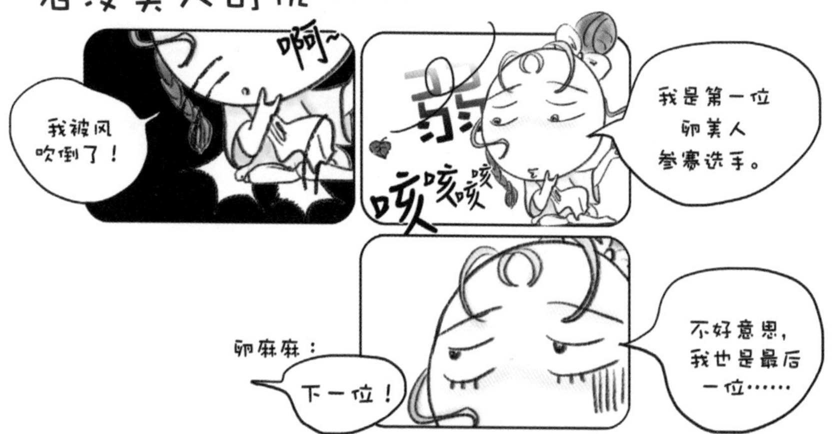

如果每个月参加选美的卵美人太少，最美的也只有黛玉妹妹的小体格的话，就算挑出最美的，也很可能半路夭折……慢慢地卵美人的数量越来越少，直到为零，这就是传说中的**卵巢衰竭**。

第2步

排卵、卵巢检查

女方在“来事儿”的第 1 ~ 4 天中，选一天到生殖科做个阴道 B 超，让医生帮您判断卵巢功能（看看卵子的储备情况）。

同一天，抽血检查激素水平。不用空腹查哦。

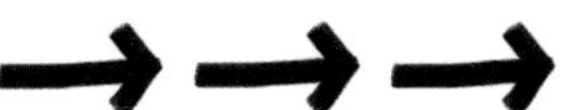

不孕因素3

30% ～ 40% 是因为输卵管问题

连接蝌蚪精和卵美人的
通道受阻

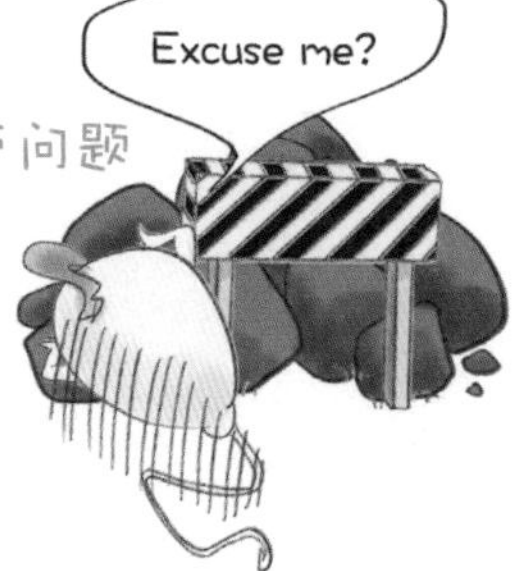

蝌蚪精去路受阻

输卵管堵塞

别看这隧道（输卵管）又细又长，它可是在整个自然受孕过程中占据了3个重要步骤！

任何1个步骤受到阻碍，都会造成不孕……例如以下几种情况。

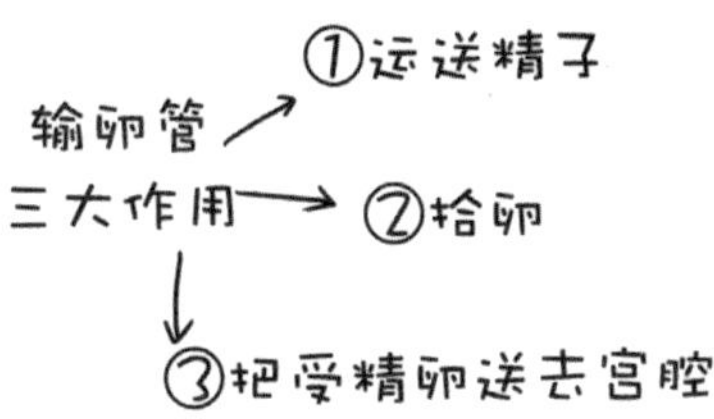

蝌蚪精："我过不去！"

若管道里因为各种原因堆积了杂物或是管道太狭窄，堵住了蝌蚪精的来路，可怜的美人这辈子就等不到她的"真命天精"了……

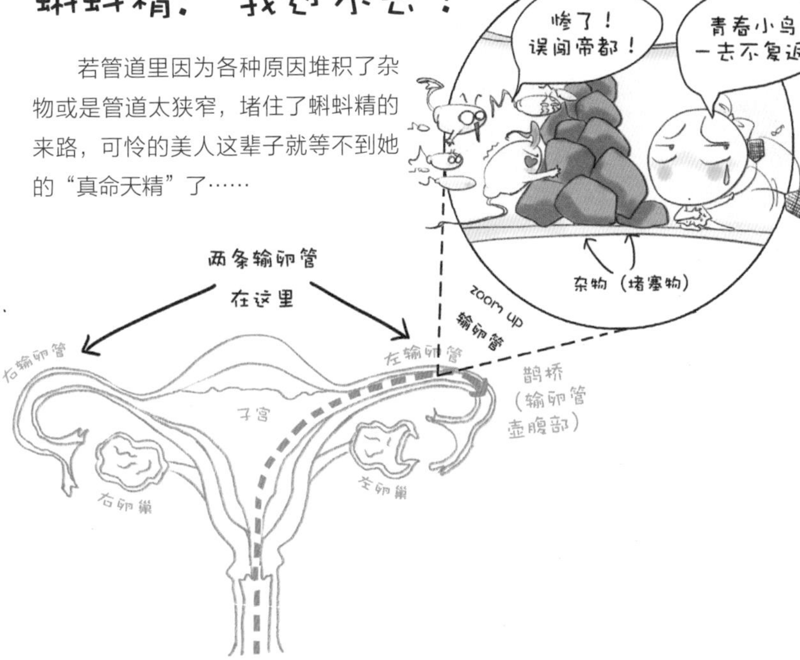

惨了！
误闯帝都！
青春小鸟
一去不复返~
杂物（堵塞物）
zoom up
输卵管
两条输卵管
在这里
右输卵管
左输卵管
鹊桥
（输卵管
壶腹部）
子宫
右卵巢
左卵巢

卵美人的来路受阻

拾卵功能受阻

卵美人：
“我要叫拾卵服务！”
喂？我需要拾卵服务！
负责拾卵的手掌
TAXI
好咧~
您从卵巢哪个方位出门？
你猜？
咋整？
美人可能从卵巢的任何方位出门啊！
右输卵管
右卵巢
我正来接您呢~
可能从这儿！
可能从这儿！
可能从这儿！
输卵管
卵巢
可能从这儿！
可能从这儿！
灵活

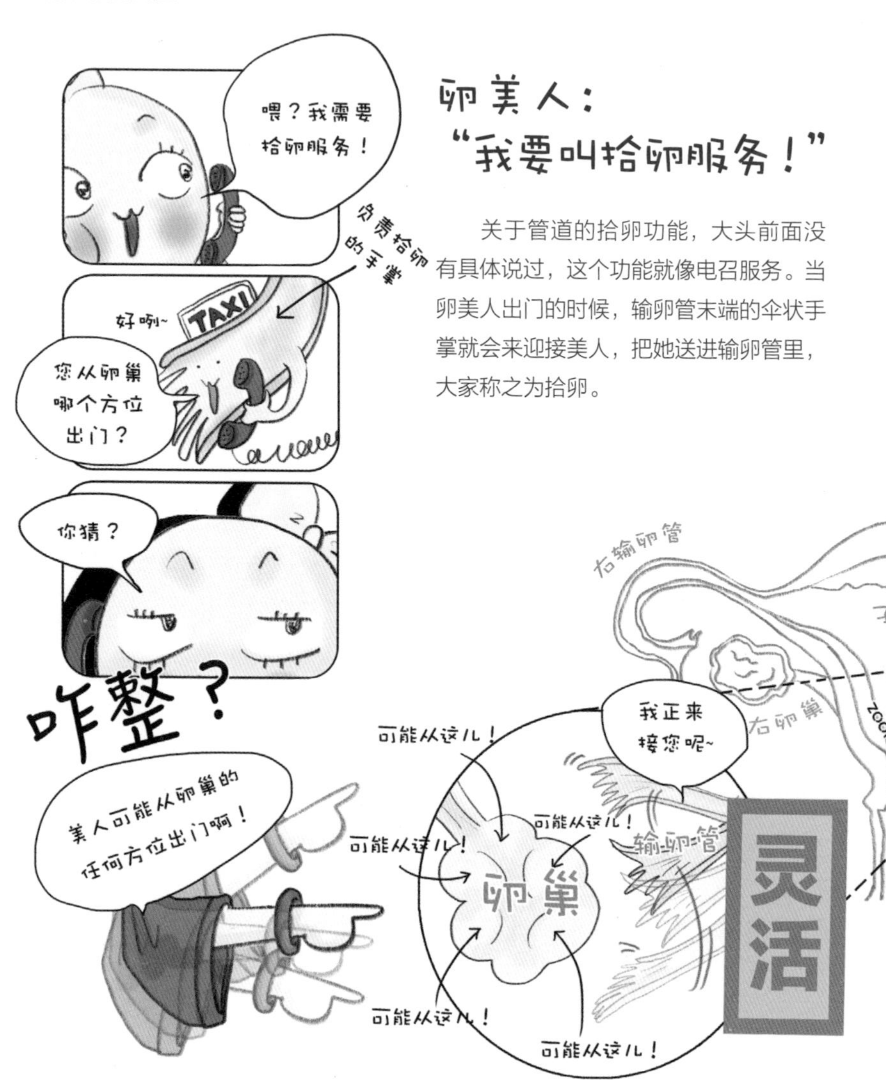

关于管道的拾卵功能，大头前面没有具体说过，这个功能就像电召服务。当卵美人出门的时候，输卵管末端的伞状手掌就会来迎接美人，把她送进输卵管里，大家称之为拾卵。

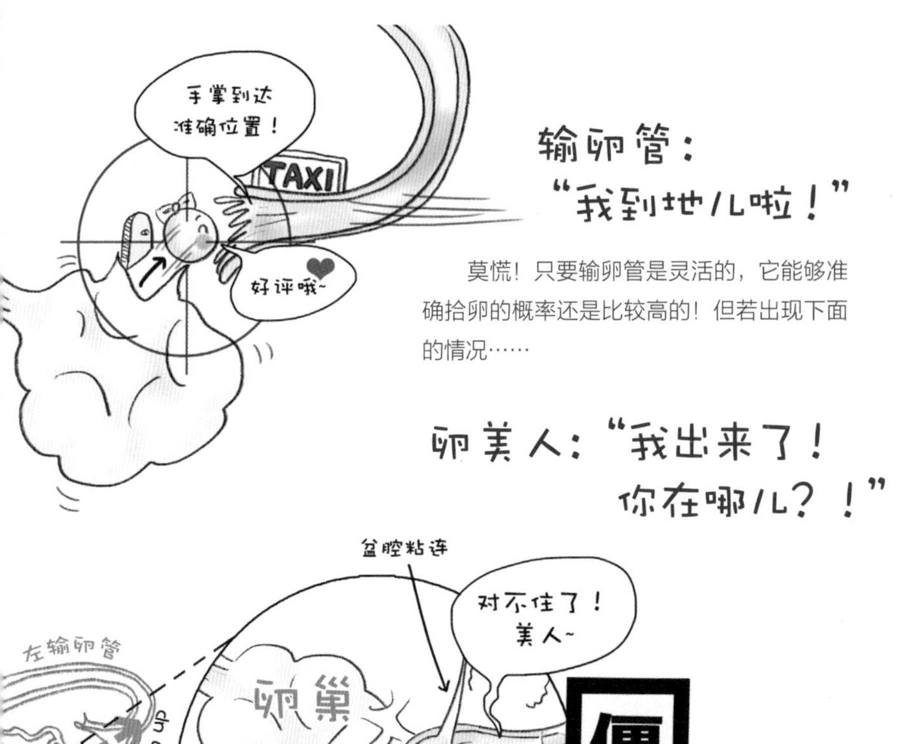

输卵管：
“我到地儿啦！”

莫慌！只要输卵管是灵活的，它能够准确拾卵的概率还是比较高的！但若出现下面的情况……

卵美人：“我出来了！
你在哪儿？！”

如果输卵管周围有盆腔粘连，限制了输卵管的活动范围，就会大大降低输卵管末端伞状手掌准确拾卵的概率，导致不孕。

受精卵的来路受阻

输卵管纤毛细胞活动受阻

受精卵美人："运输带坏了？！"

要知道，输卵管中的纤毛细胞就是受精卵美人向宫腔移动的运输带！如果运输带出了故障或是老化了，受精卵美人到不了子宫着床，也会造成不孕，甚至宫外孕。

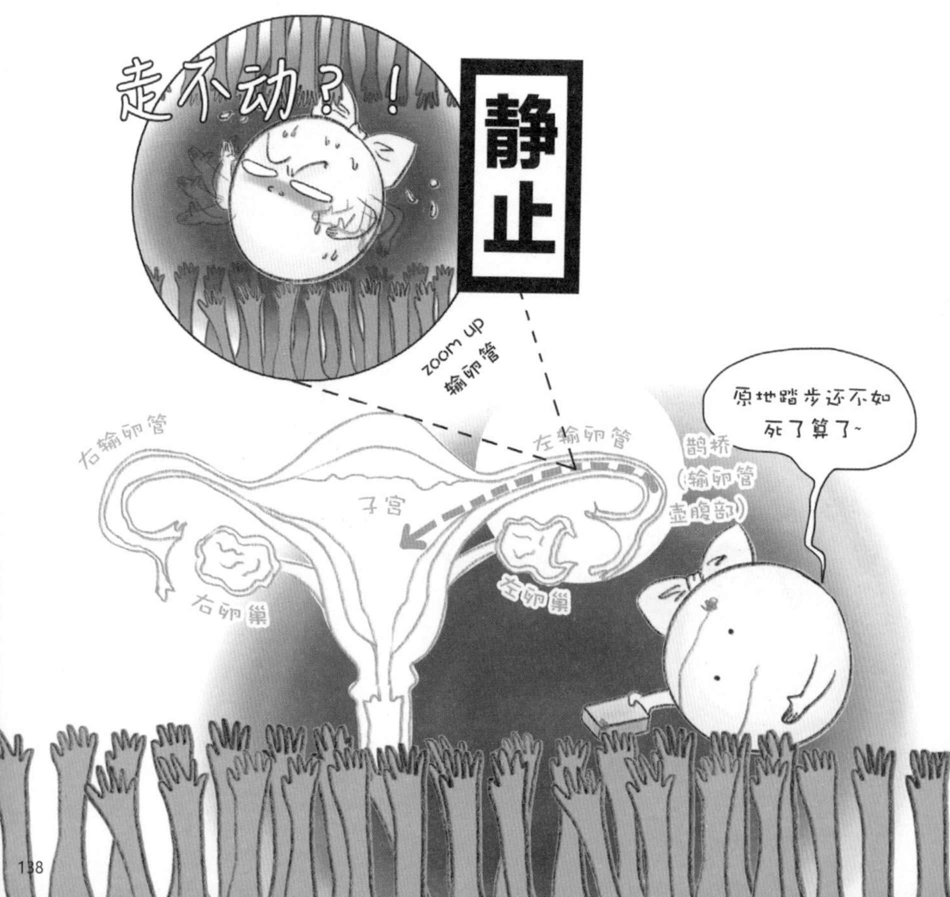

第3步

输卵管检查

女方可在医生的建议下，决定是否要做输卵管造影，检查输卵管是否通畅（要不要做这项检查应听从医生的建议，不是每个人都需要做的）。

不孕因素4

5% 是因为子宫问题

没有舒适的床
怎么“造人”？

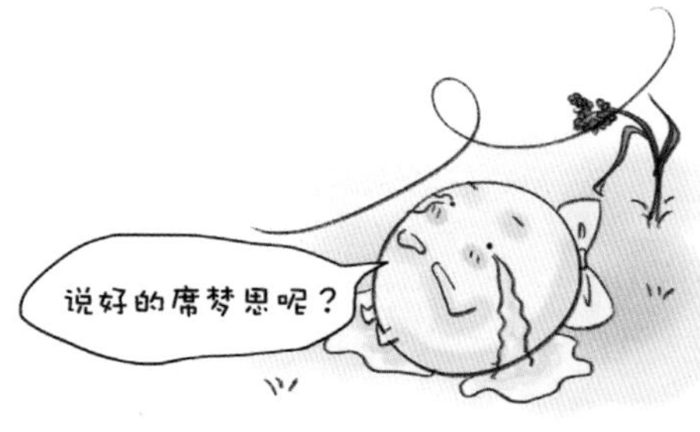

床不舒服

受精卵无法着床

要知道高粱地（子宫内膜）就是受精卵的床！受精卵得在子宫成功着床才能孕育宝宝。

所以，高粱地的状况，就成了影响他们着床的主要因素之一。

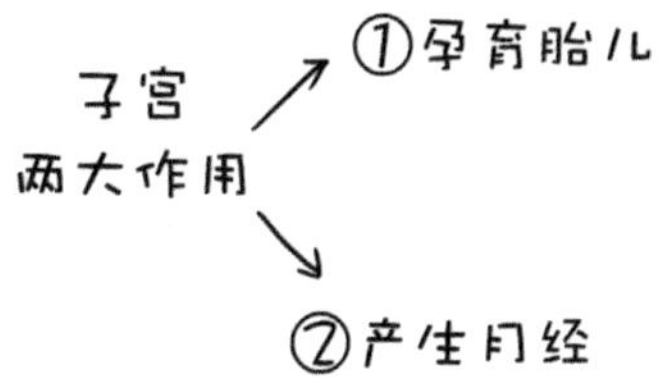

舒服的床本该……

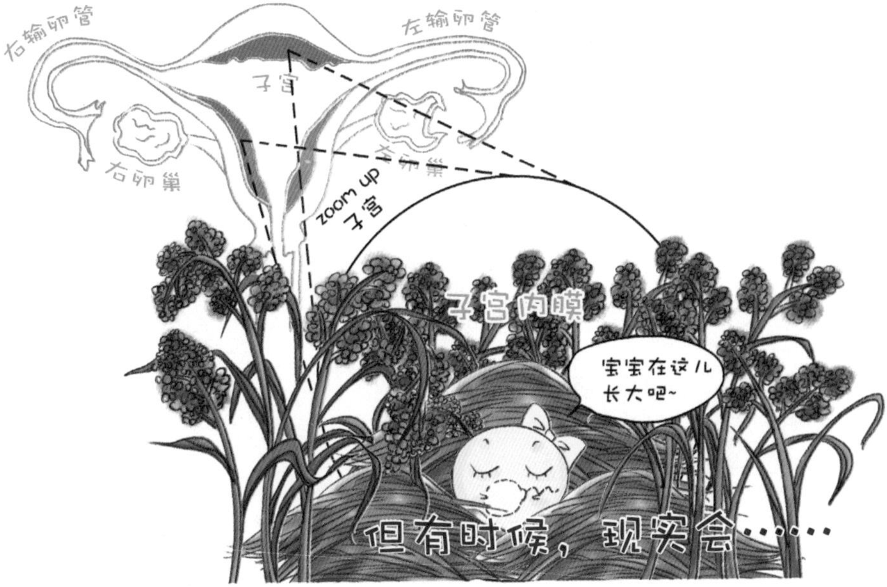

右输卵管
左输卵管
子宫
右卵巢
左卵巢
zoom up
子宫
子宫内膜
宝宝在这儿
长大吧~

但有时候，现实会……

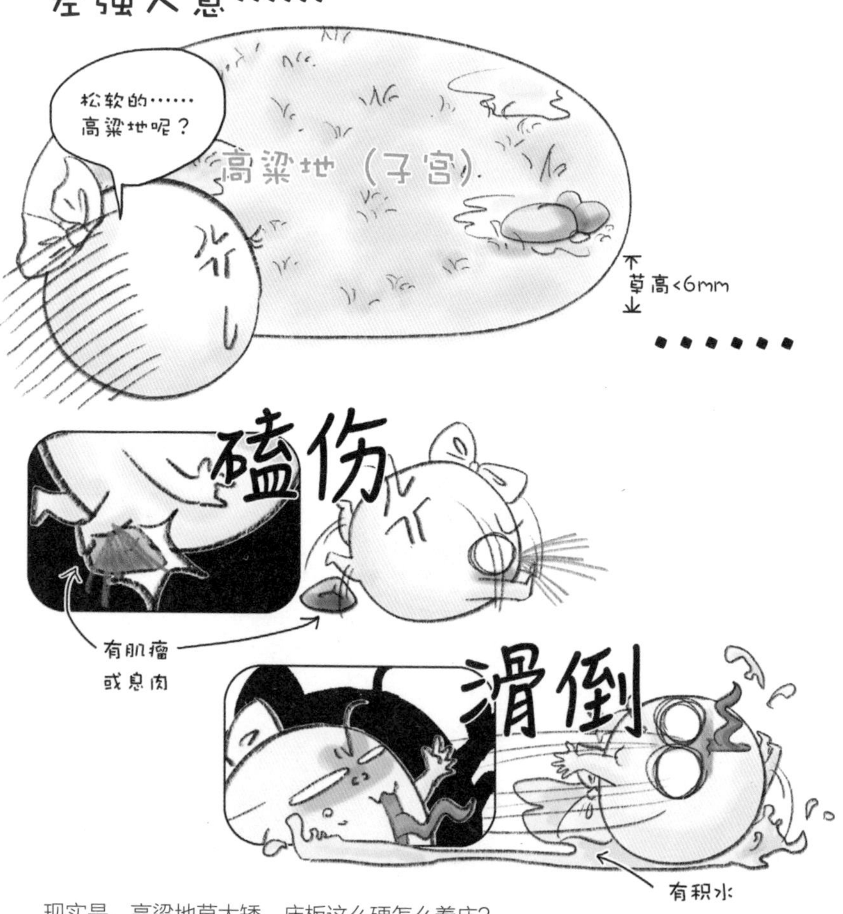

现实是，高粱地草太矮，床板这么硬怎么着床？
现实是，高粱地有垃圾，床板这么硌怎么着床？
现实是，高粱地有积水，床板这么湿怎么着床？
……
没个舒服的床，想“造人”？想得美！

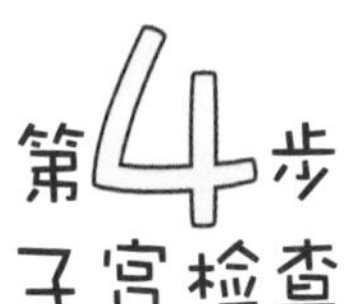

月经干净后 2 ~ 3 天，女方可前往医院做阴道 B 超检查子宫，排除肌瘤、息肉等情况。

排卵期做阴道 B 超则可评估子宫的厚度和积水情况。

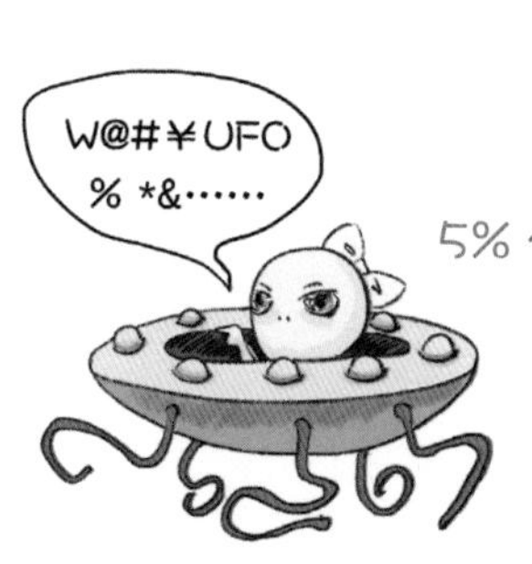

不孕因素5

5%～10%是因为其他原因或不明原因

两个人的事情，
有时就是这么奇怪。

没那么简单

不孕的其他因素与不明原因不孕

其他原因……

不孕因素还包括女方的宫颈问题、外阴与阴道问题、免疫问题，男方的免疫问题与勃起异常等，甚至包括双方精神方面的问题。

不明原因……

有时候，明明所有检查都正常，却怎么也怀不上孩子；明明医生已经给不孕盖章了，却在放弃要孩子的那个夜晚怀上了……

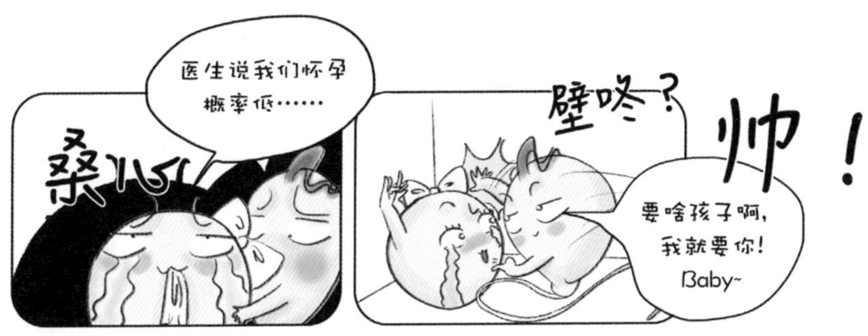

医生说我们怀孕
概率低……
桑心
壁咚？
帅！
要啥孩子啊，
我就要你！
Baby~

万万没想到……

怀上了！
Why？

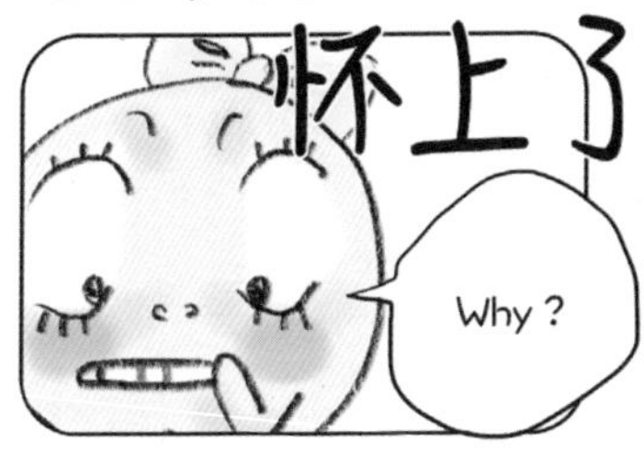

没有 Why！世间就是仍有许多医学无法解释的生理状况。蝌蚪精和卵美人的结合，就像男女相亲，偶尔看起来很适合的一对儿偏不来电！偶尔看上去很糟糕的一对儿，最后终成眷属！

绕不出的圈圈

情绪和压力也会造成不孕

心理活动本是人适应环境的一种正常反应，但如果强度过大或是持续时间过长则会使人失去心理平衡，诱发神经内分泌调节功能的失调，严重损害人体健康，导致疾病的发生，科学依据如下：

女性生殖功能受下丘脑—垂体—卵巢轴调节控制。

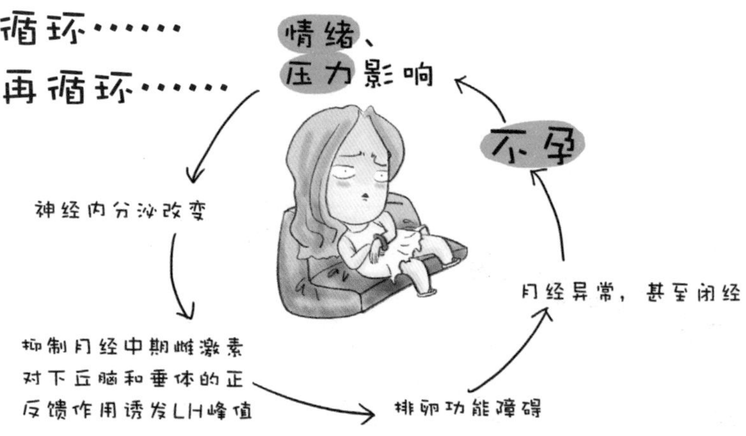

也许，享受爱情是您在求娃路上忽略了的风景。说不定享受了风景，爱的结晶就降临了呢。

别太紧张，跟着医生的指引努力吧！科学这么发达，还有人工受孕、试管婴儿可以尝试啊！反正如果想要一个宝宝，就要相信您和“ta”的缘分，有缘宝宝总会来的。

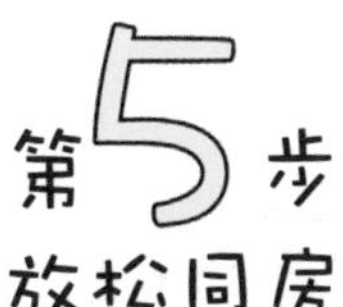

是不是不孕往往不是绝对的，但紧张不利于怀孕是绝对的！

反正，放松同房绝对有利于备孕！

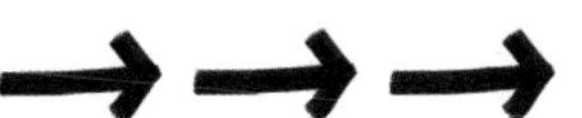

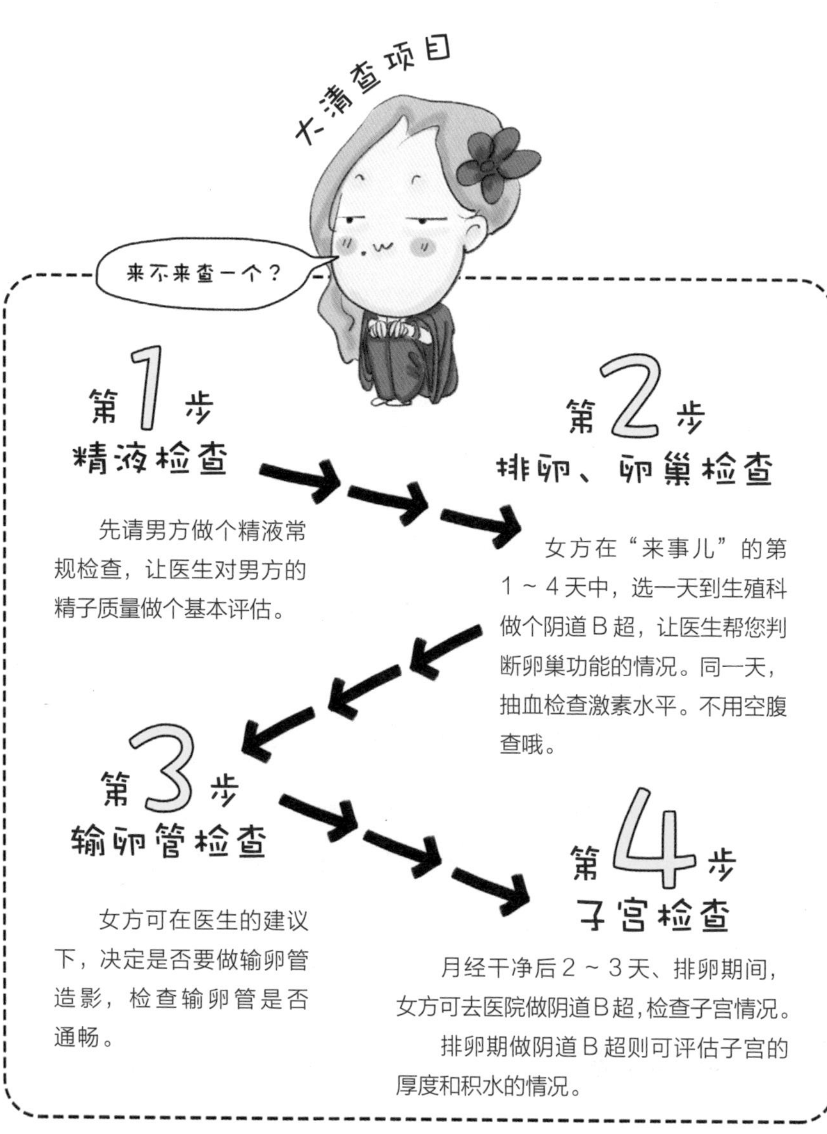
大清查项目
来不来查一个？
第1步
精液检查
先请男方做个精液常规检查，让医生对男方的精子质量做个基本评估。
第2步
排卵、卵巢检查
女方在“来事儿”的第1～4天中，选一天到生殖科做个阴道B超，让医生帮您判断卵巢功能的情况。同一天，抽血检查激素水平。不用空腹查哦。
第3步
输卵管检查
女方可在医生的建议下，决定是否要做输卵管造影，检查输卵管是否通畅。
第4步
子宫检查
月经干净后2～3天、排卵期间，女方可去医院做阴道B超，检查子宫情况。
排卵期做阴道B超则可评估子宫的厚度和积水的情况。

先努力，努力无果再检查。

大头再次强调，以上的检查都不是在准备怀孕前做的，而是在未备孕的情况下，有 1 年以上正常性生活而未怀孕的时候才需要考虑的。

还没开始努力同房的同学，请先乖乖同房！

神经质

自打"备孕无果"时间长了，只要身体有点风吹草动，我都非得把这些症状和"不孕"联系在一起，进行一番彻底的无根据想象。然后，开始疑神疑鬼……

肚子，好像很酸。

多囊卵巢？

排卵？

子宫内膜异位？

子宫肌瘤？

流产？

对某些词汇还特别敏感，就跟全世界的人都在盯着自己的肚子看似的。

+~！#￥快30岁
&（&生Y%
'=Y*&不出+@#
&**&孩子~@#￥
在说我？
我看不见！
看不孕不育
到××医院
什么时候
生个娃……

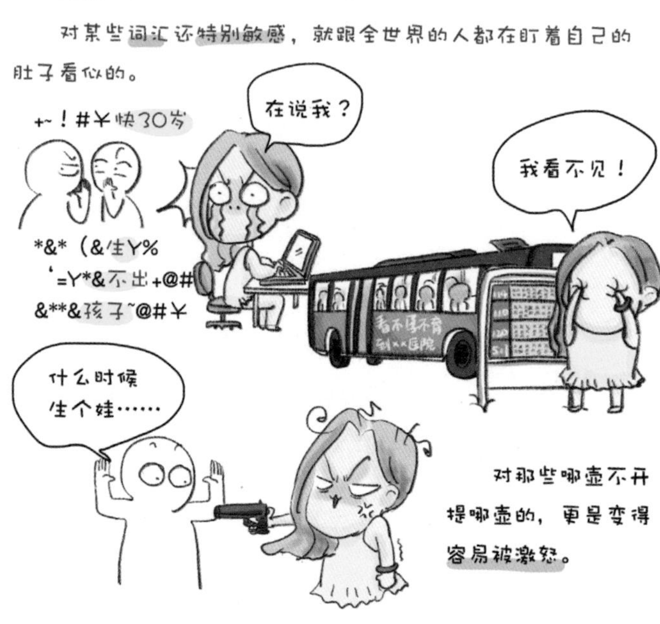

对那些哪壶不开提哪壶的，更是变得容易被激怒。

没大问题，
能怀孕！
门诊
不可能！
我肯定
有病！

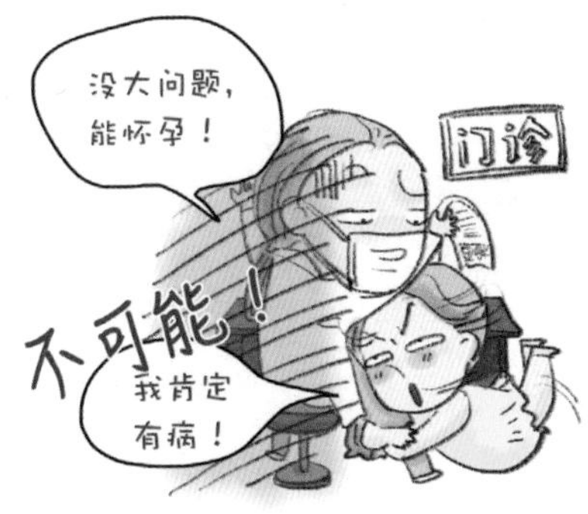

“备孕无果”时间长了，还容易变得自己都不相信自己能怀孕……

据说很多人在怀孕之前都会觉得自己是不孕的。我就是其中一个很神经质的人。

但事实是，生殖医学本来就是用来解决不孕的，做了检查就能知道自己的身体状况，要么放下焦虑继续努力，要么在医生的指导下解决问题。这才是正确的面对方式！

迷信

对“备孕无果”时间长了的夫妇来说，只要有生娃的希望……

孕妇朋友
用剩的卫生巾，
俗称：幸运卫生巾。
保佑我
怀孕哦！
添
丁
天灵灵，地灵灵，
让我添一大胖妞。

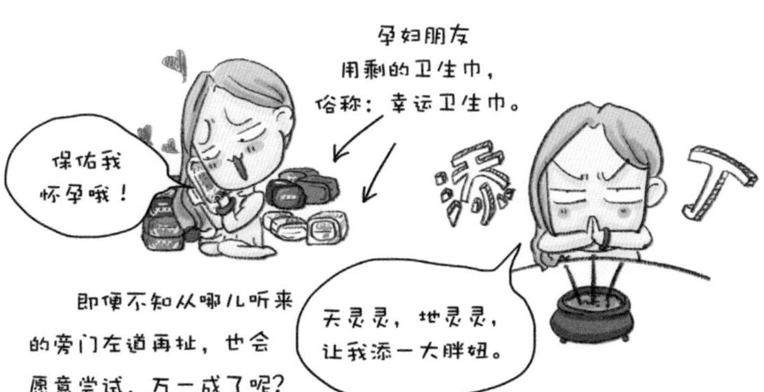

即便不知从哪儿听来的旁门左道再扯，也会愿意尝试，万一成了呢？

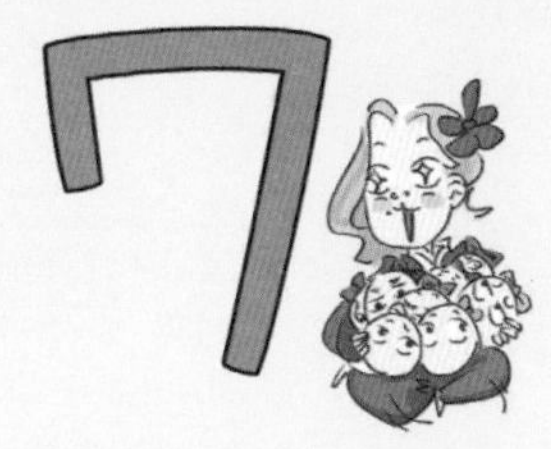

7 媒婆的高科技相亲大法

试管婴儿是什么？

试管婴儿真的是从试管里蹦出来的吗?

蹦出来?大头想说，收起您的脑洞，谢谢!

其实我们一直讨论的试管婴儿，学名为体外受精一胚胎移植(In Vitro Fertilization and Embryo Transfer, IVF-ET)，也就是将不孕症患者夫妇的蝌蚪精与卵美人取出体外，在体外培养系统中受精并发育成胚胎后，将优质胚胎移植入患者宫腔内，实现怀宝宝的技术。因为这个过程中有几天是在试管(胚胎实验室)内完成的，所以又名试管婴儿。

还是满脸蒙圈吗?大头这就来介绍一下这门生殖界的高科技大法!

【主角】

剩精 = 未能自然怀孕的男方的精子

剩卵 = 未能自然怀孕的女方的卵子

媒婆 = 生殖科医生和实验室技术人员

从兔子的借腹生子产生的灵感

世界上第一例试管婴儿的诞生

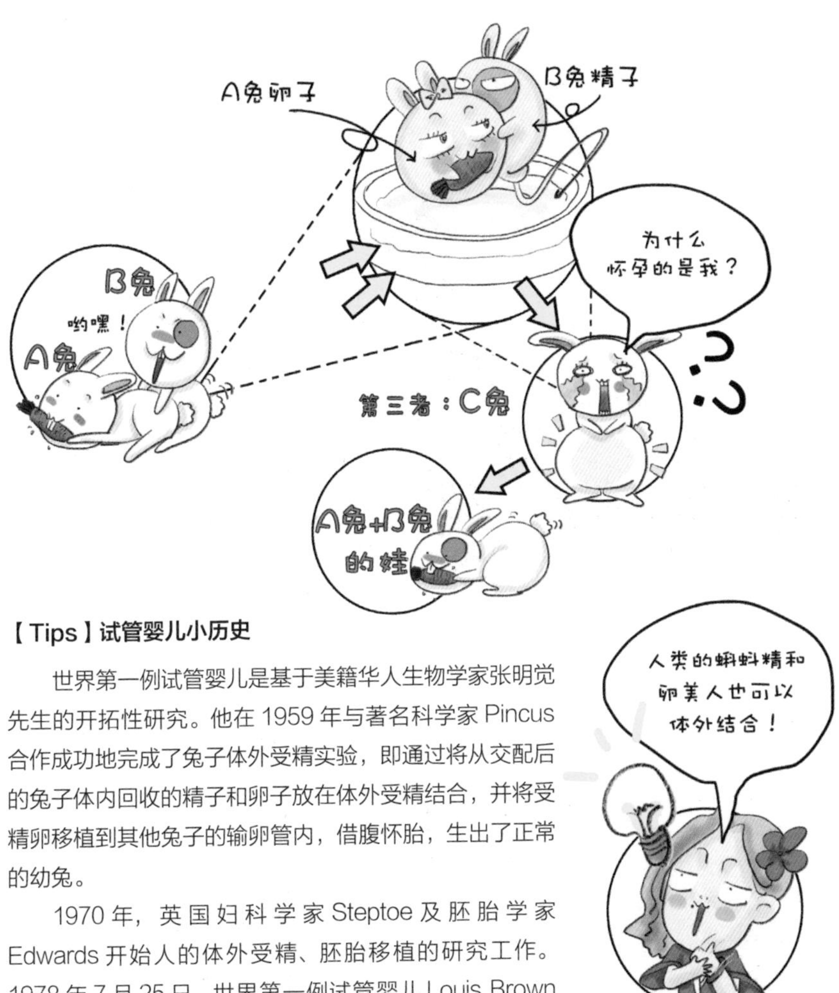

【Tips】试管婴儿小历史

世界第一例试管婴儿是基于美籍华人生物学家张明觉先生的开拓性研究。他在 1959 年与著名科学家 Pincus 合作成功地完成了兔子体外受精实验，即通过将从交配后的兔子体内回收的精子和卵子放在体外受精结合，并将受精卵移植到其他兔子的输卵管内，借腹怀胎，生出了正常的幼兔。

1970 年，英国妇科学家 Steptoe 及胚胎学家 Edwards 开始人的体外受精、胚胎移植的研究工作。1978 年 7 月 25 日，世界第一例试管婴儿 Louis Brown 在英国诞生。

“试管婴儿大法”的江湖传言

对于试管婴儿的一些误解

“试管婴儿大法”诞生……

一部惊世骇俗的《试管婴儿宝典》就此诞生！于是各路精卵介绍所（生殖科）的媒婆们都争相练就这门绝世武功，拯救了无数家庭。

《试管婴儿大法》
试管婴儿宝典
不会武功
怎么行走江湖？

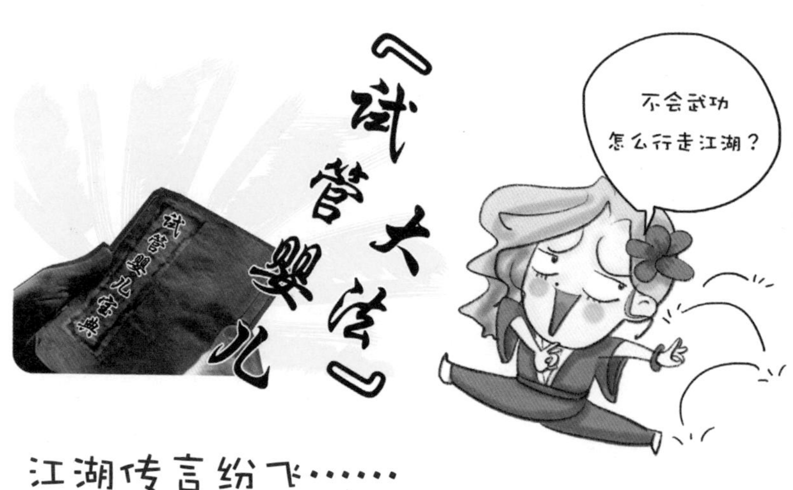

江湖传言纷飞……

正因为神奇，这门“试管婴儿大法”有着许多江湖传言，这里面有的很扯，有的说得跟真的似的。

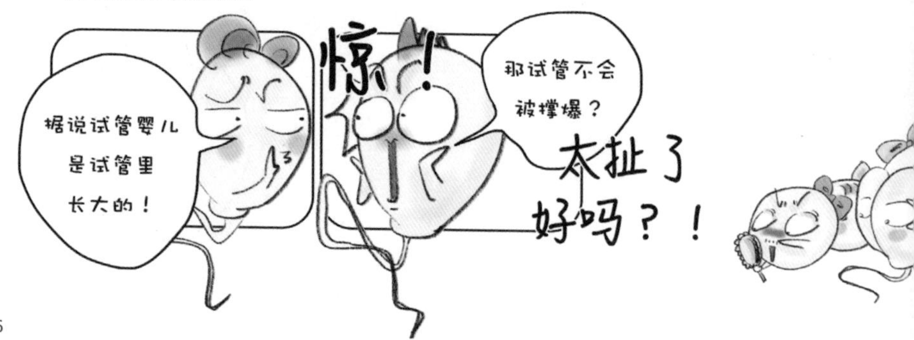

据说
“试管婴儿大法”
可以令我……
生出个
张曼玉　！
怎么可能！
做个试管婴儿
缓解老年焦虑~
咳
肺
我有点晕……
已绝育还要生？
臣妾……
做不到啊！

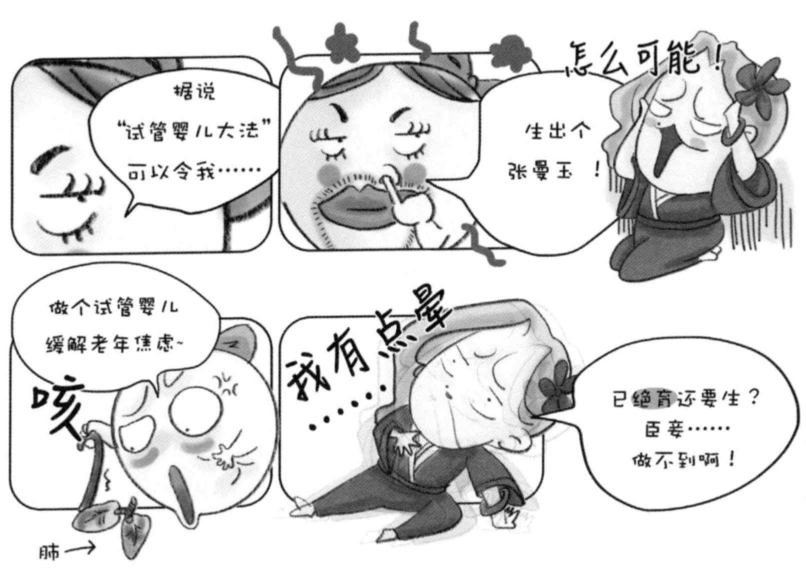

谣言啊谣言……

这些，都是谣言！

试管婴儿不是在试管里长大的，而是在妈妈肚子里。

不是张曼玉就生不出有张曼玉基因的试管婴儿。

若过了生育年龄，“试管婴儿大法”也没法儿帮您怀孕。

精卵
介绍所
听说媒婆
还排顾客呢！
怎么个
排法？

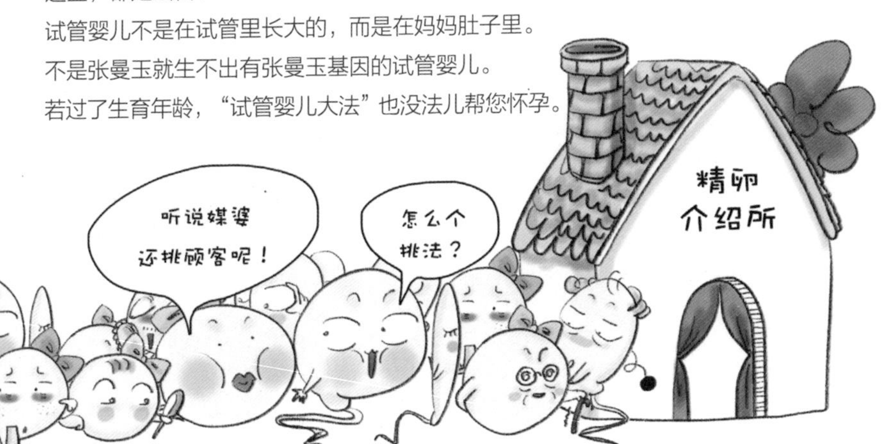

媒婆也挑客

做试管婴儿的必要条件

得是夫妻……

我不需要男人，就要孩子！
未婚、未成年我都帮不了……
否则违法！

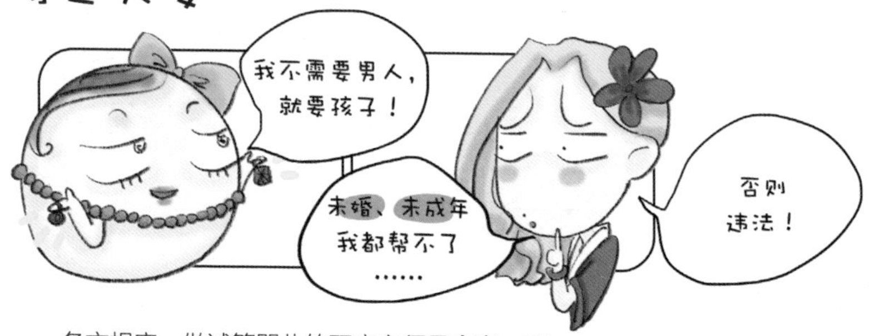

条文规定，做试管婴儿的双方必须是**夫妻**，更不允许“借精生子”。

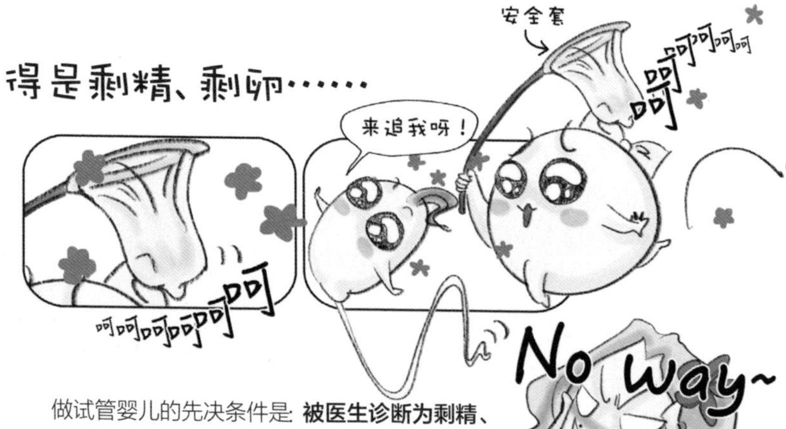

得是剩精、剩卵……

安全套

来追我呀！

呵呵呵呵呵呵

No way~

做试管婴儿的先决条件是: **被医生诊断为剩精、剩卵（不孕患者）**。那些还做着避孕措施就想做试管婴儿的同学，请回家同房。

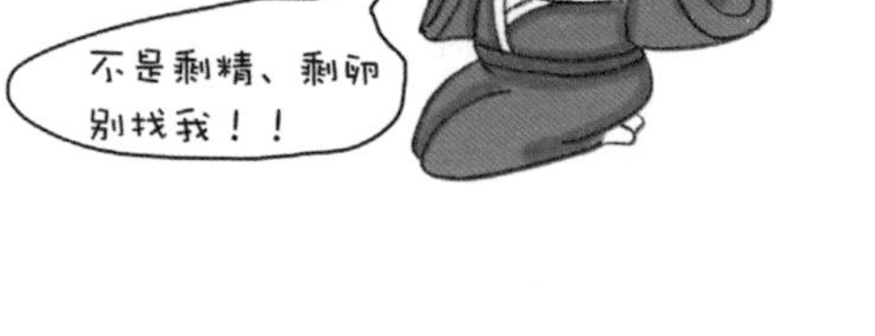

不是剩精、剩卵别找我！！

不能排性别……

我想要个女儿……
驾驾
呜哇
咿呀
拒绝
不好意思，免谈。

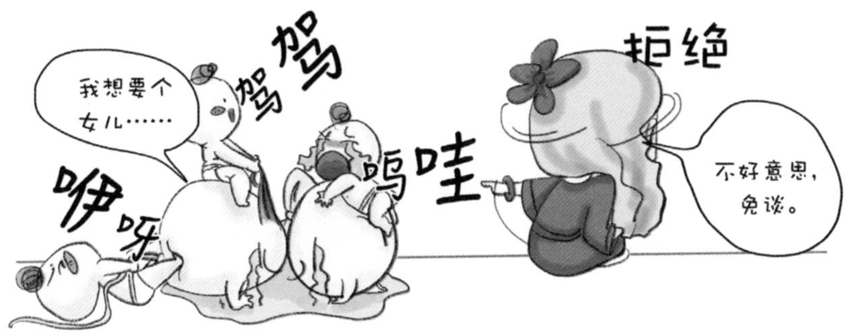

严格的移植条件……

正因为这门"大法"受到了广大剩精、剩卵的追捧，因此江湖上难免会出现医疗条件无保障的冒牌精卵介绍所。**但这关乎您和家庭，甚至宝宝的健康！千万不要相信没有辅助生殖技术资质的医生或机构**啊！

试管婴儿
大酬宾
上万宗移植案例
What？
我就是移植高手~
移花草、移精卵都是移植啊！
我移……
←花草界移植高手
坑爹~

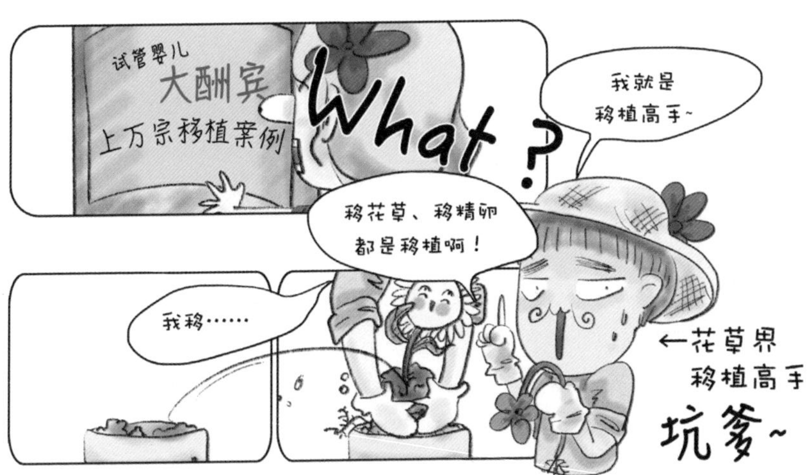

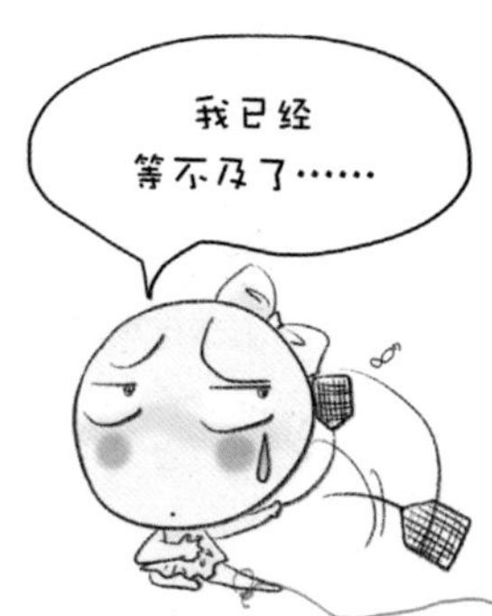
我已经
等不及了……

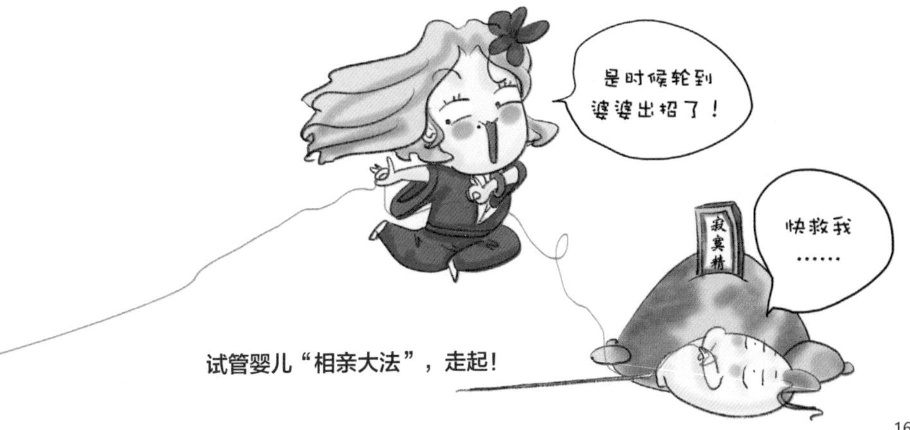

试管婴儿“相亲大法”，走起！

试管婴儿“相亲大法”

第1步

家底大清查

（术前检查）

相亲前的档案核实

做试管婴儿前男女双方的检查项目

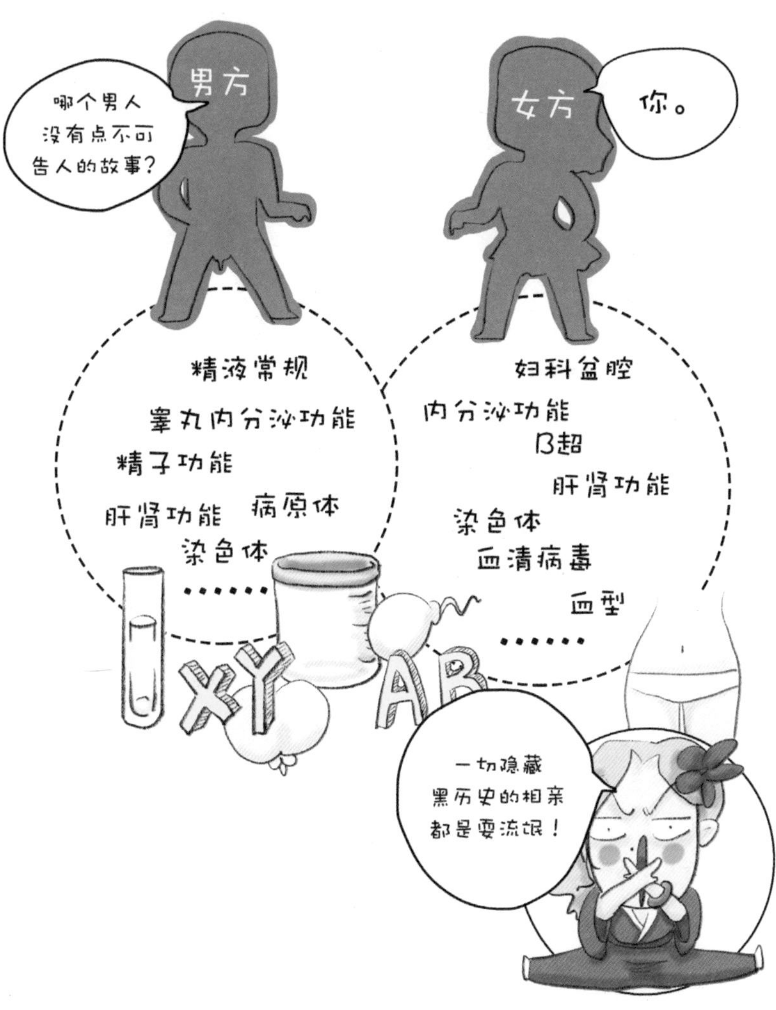

试管婴儿“相亲大法”

第2步

把卵美人姐妹都叫来，
够凑几桌的了~

姐妹总动员

（促排卵）

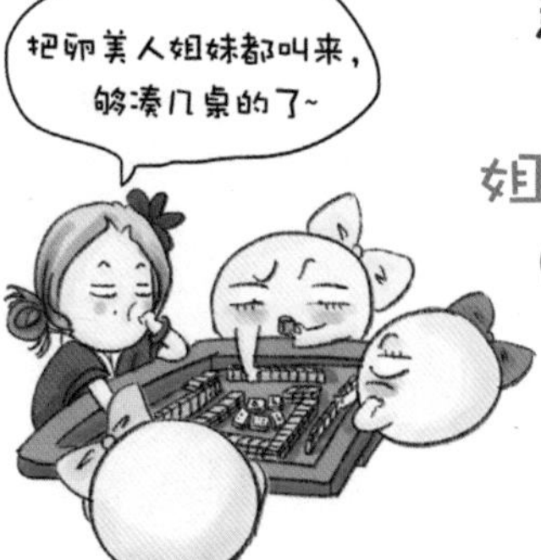

红颜薄命

促排卵的卵子来自哪里

淘汰≠质量问题

一般情况下，在女性的卵巢里，每个月都有十来颗卵美人苏醒。可激素……**只有一份**，给谁呢？（↓）

其他没获得这份激素的卵美人只好拜拜。（↓）

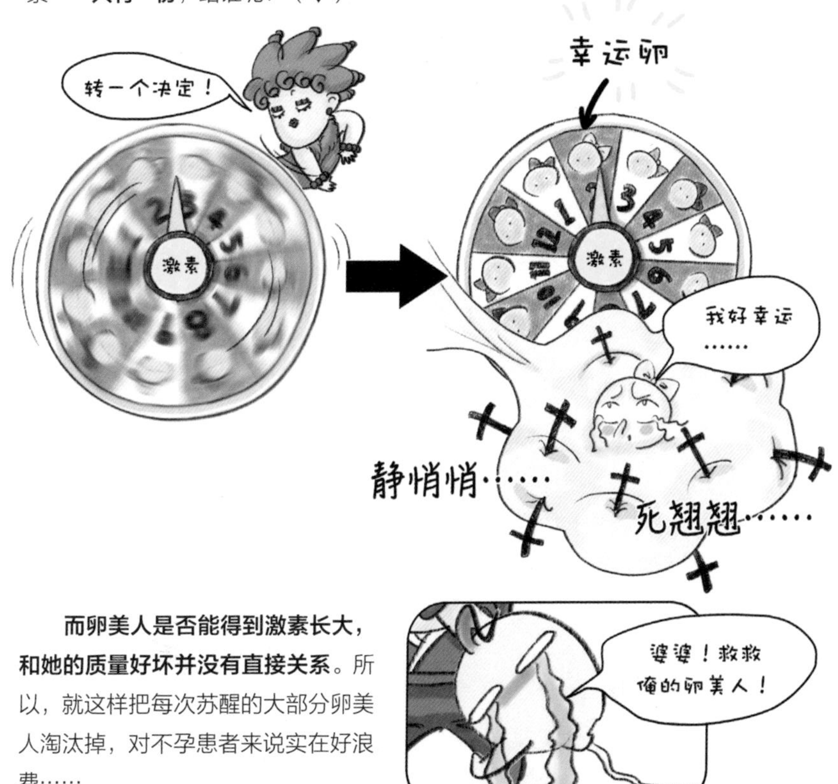

而卵美人是否能得到激素长大，和她的质量好坏并没有直接关系。所以，就这样把每次苏醒的大部分卵美人淘汰掉，对不孕患者来说实在好浪费……

“救命”之针

使用促排卵药物的目的和功效

变美针……

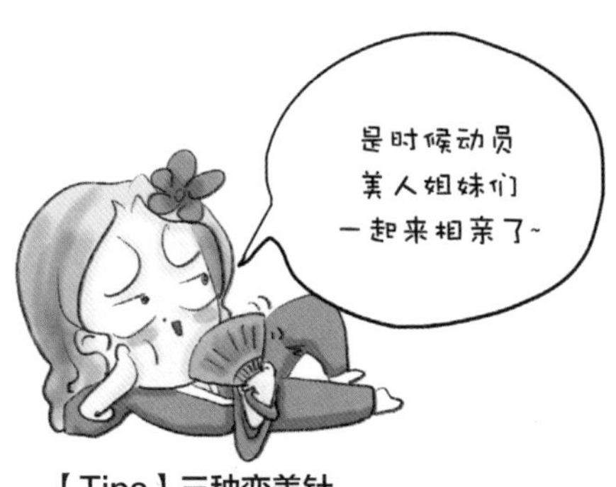

要不想浪费卵美人，媒婆有一法宝——变美针！这样就可以：

淘汰率↓ = 相亲成功率↑

她只要日夜监测卵美人，给予合适的变美针（适量的促排卵药物），就可以让 10 ~ 15 个卵美人都能变美，通通获得相亲的权利！

变美针（促排卵针）是什么神奇“东东”？（→）

【Tips】三种变美针

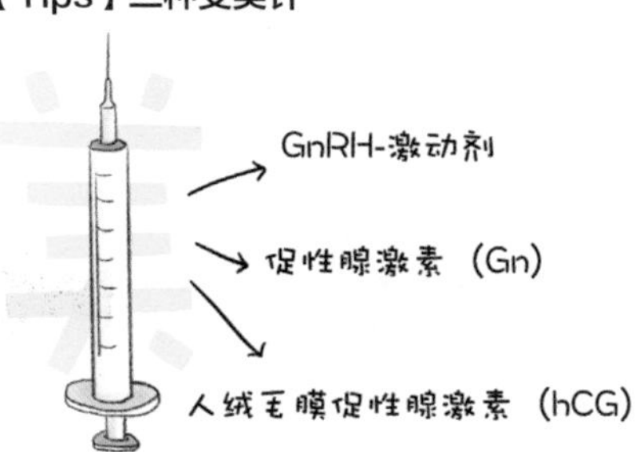

PS. 变废为宝，不是提前支取。

传说中，女人一辈子能成功排卵 400 多个。天真的我曾以为，使用促排卵药物是将这 400 个卵子提前排完，然后提早进入更年期，会老很快，其实不然。

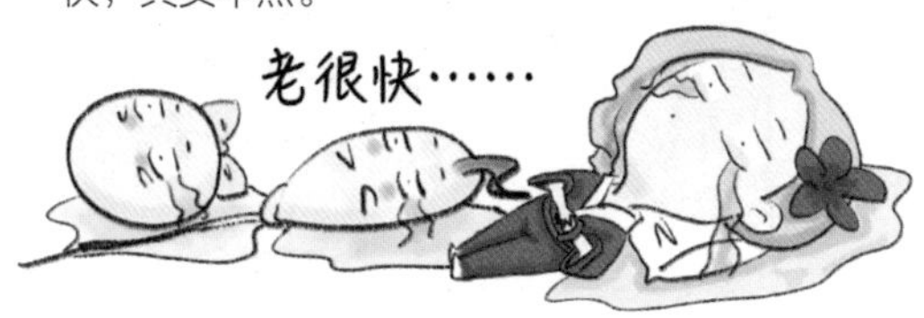

【Tips】促排卵的原理

促排卵 ≠ 透支未来的卵子

促排卵 = 不浪费好卵子

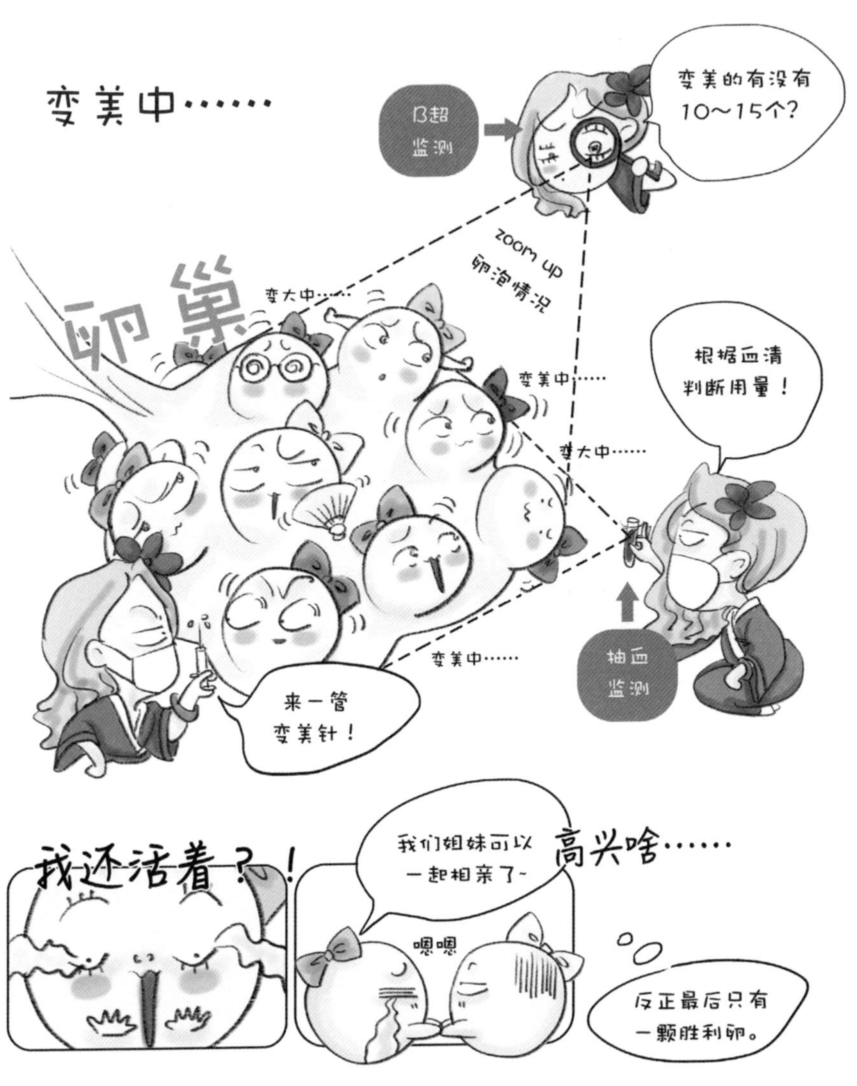

变美中……
B超监测
变美的有没有10～15个？
zoom up
卵泡情况
卵巢
变大中……
变美中……
根据血清判断用量！
变大中……
抽血监测
变美中……
来一管变美针！
我还活着？！
我们姐妹可以一起相亲了~
高兴啥……
嗯嗯
反正最后只有一颗胜利卵。

接下来该丰收了……

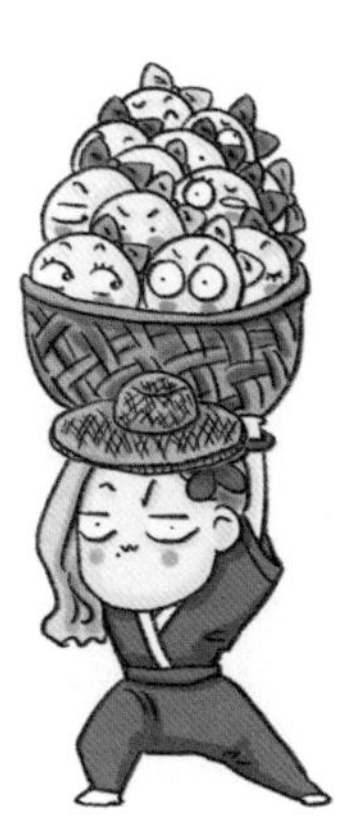

试管婴儿"相亲大法"

第3步

蝌蚪、美人大丰收

（取精取卵）

香蕉可以吃了

如何确认取卵时间

从媒婆打下第一针变美针到取卵，中间就隔着一根“小青蕉”到“大黄蕉”的距离，这段距离分三步走，叫作：**防止出门、催大、催熟。**

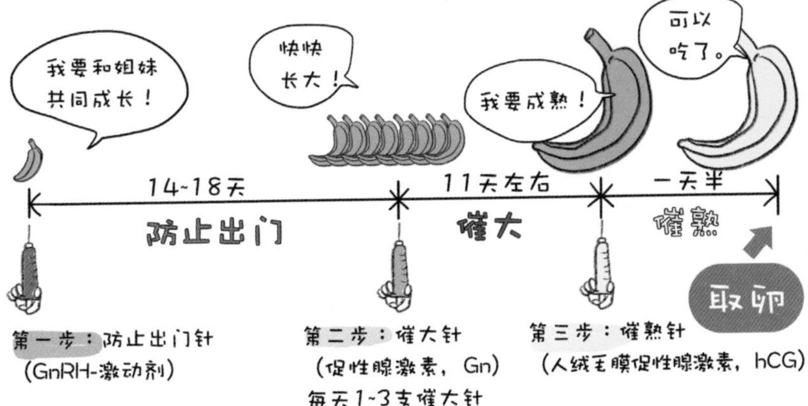

防止出门、催大……

“防止出门针”的目的是防止任何一个美人长太快而率先跑出门（排卵）。要知道，万一美人出了门（排了卵），可就再也找不回来，更没媒婆采摘的机会咯！

“催大针”的目的则是让美人姐妹都获得足够的激素，让她们一起变美（变大）。

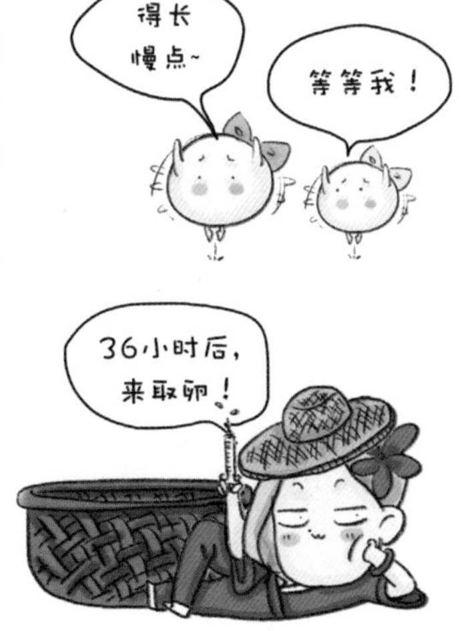

催熟……

然后，看美人们都美（大）得差不多了，只需临门一脚，用“催熟针”一催：

36小时后，“Duang”~瓜熟蒂落（取卵）！

卵美人的大丰收

试管婴儿的取卵方法

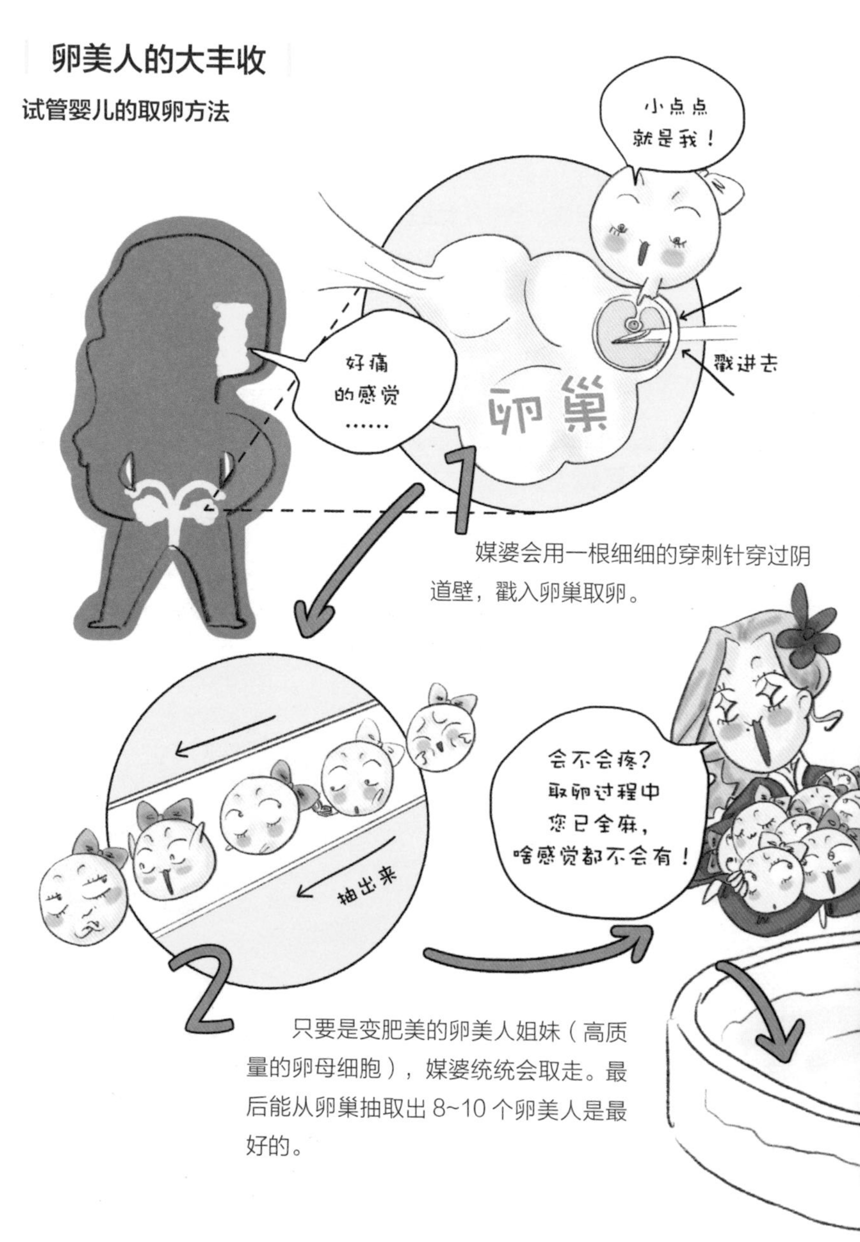

媒婆会用一根细细的穿刺针穿过阴道壁，戳入卵巢取卵。

只要是变肥美的卵美人姐妹（高质量的卵母细胞），媒婆统统会取走。最后能从卵巢抽取出 8~10 个卵美人是最好的。

蝌蚪精的大丰收

试管婴儿的取精方法

这是一段
男人都懂的
“自慰”时光
感觉
还算
愉悦~
亲爱的剩精精
快到罐里来~
泳池见！
穿刺针
OH“漏”！

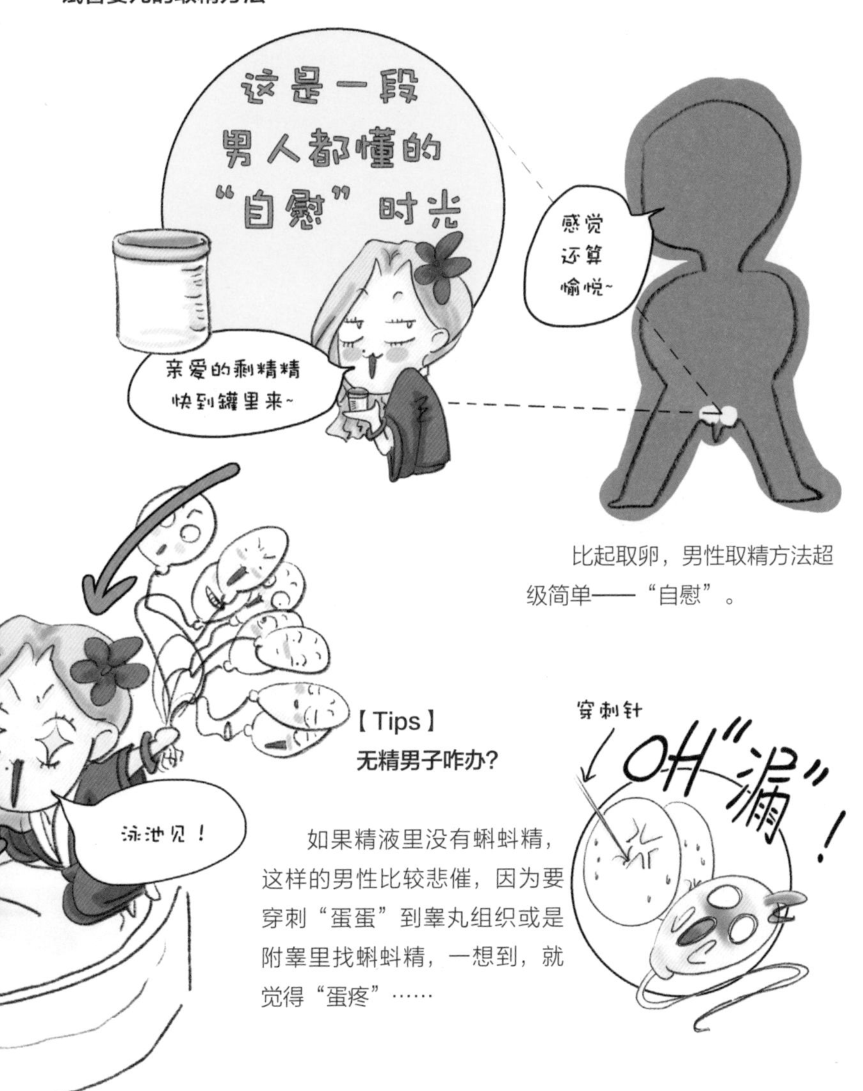

比起取卵，男性取精方法超级简单——“自慰”。

【Tips】

无精男子咋办？

如果精液里没有蝌蚪精，这样的男性比较悲催，因为要穿刺“蛋蛋”到睾丸组织或是附睾里找蝌蚪精，一想到，就觉得“蛋疼”……

试管婴儿“相亲大法”

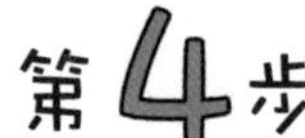

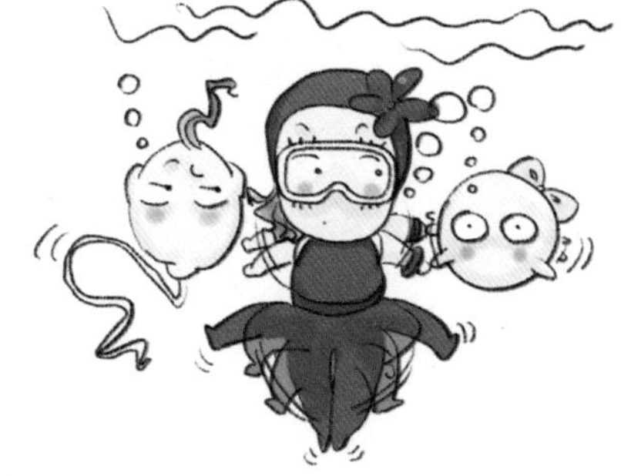

沐浴爱的小泳池

（形成受精卵）

个性化服务

试管婴儿的分类

三种服务……

沐浴爱的小泳池这种赤裸的相亲方式一共有三种，最常见的是第一代试管婴儿与第二代试管婴儿这两种沐浴方式。

第三代试管婴儿
有遗传病的找了它俩再来找我。
输卵管堵塞的可以找我。
少精症的可以找我。
三代
第一代试管婴儿
一代
二代
第二代试管婴儿

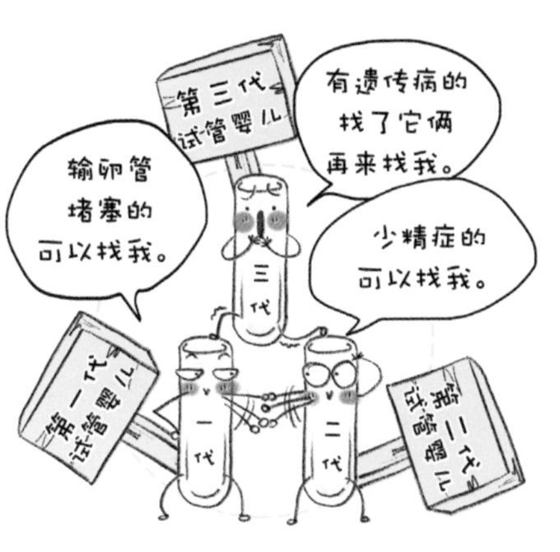

当然，这第一代和第二代与技术的更新换代没半毛钱关系，只是服务对象不一样而已，而第三代是在第一、第二代的基础上，可以进行排除患有疾病的胚胎（也就是胚胎移植前，取胚胎的遗传物质进行分析，诊断是否有异常，筛选健康胚胎移植，防止遗传病传递的方法）。

下面就着重介绍一下常见的第一代和第二代试管婴儿。

泳池……

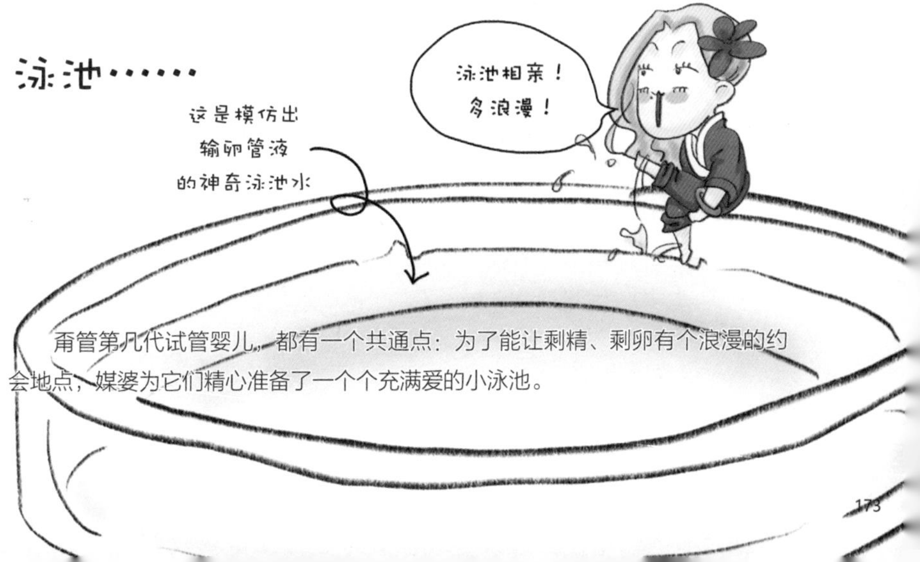

这是模仿出输卵管液的神奇泳池水

泳池相亲！多浪漫！

甭管第几代试管婴儿，都有一个共通点：为了能让剩精、剩卵有个浪漫的约会地点，媒婆为它们精心准备了一个个充满爱的小泳池。

相亲前的筛选工作

做试管婴儿前对精子的筛选工作

用罐罐装回来的蝌蚪精们，必须面对媒婆的一次大筛选才能去相亲。第6章“剩精、剩卵家底大清查”已经对蝌蚪精的优劣做过分析。

反正质量好的留下，不好的就不要。

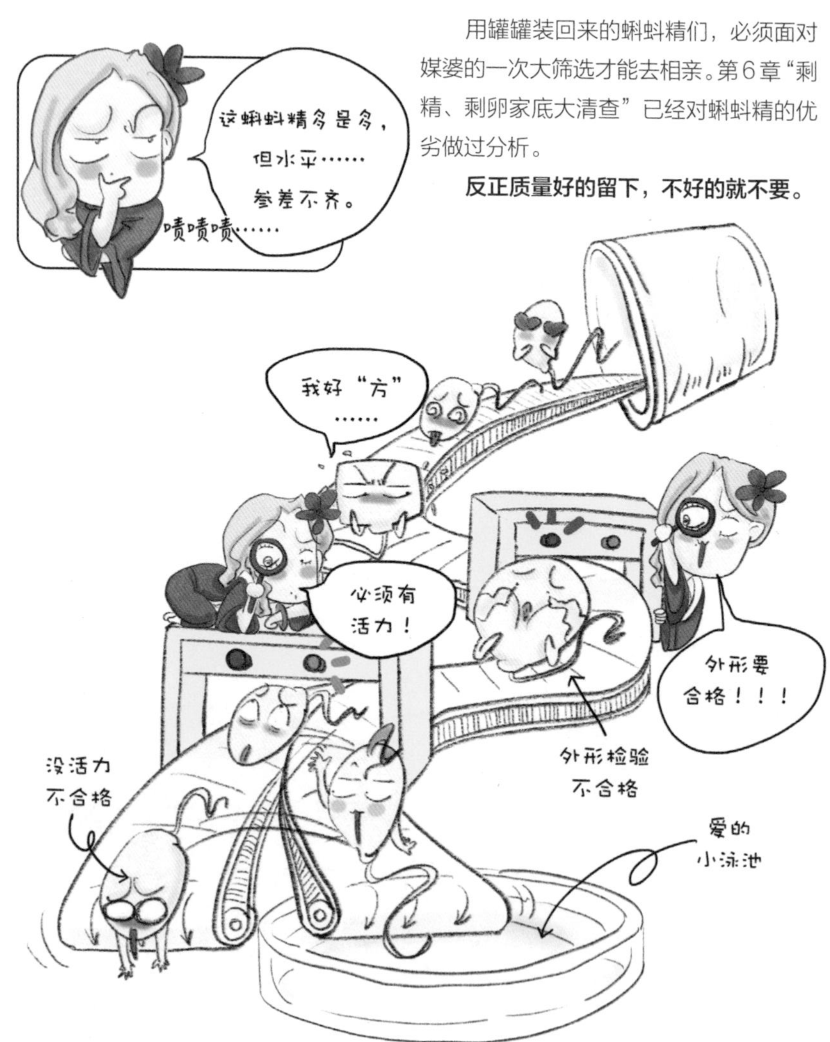

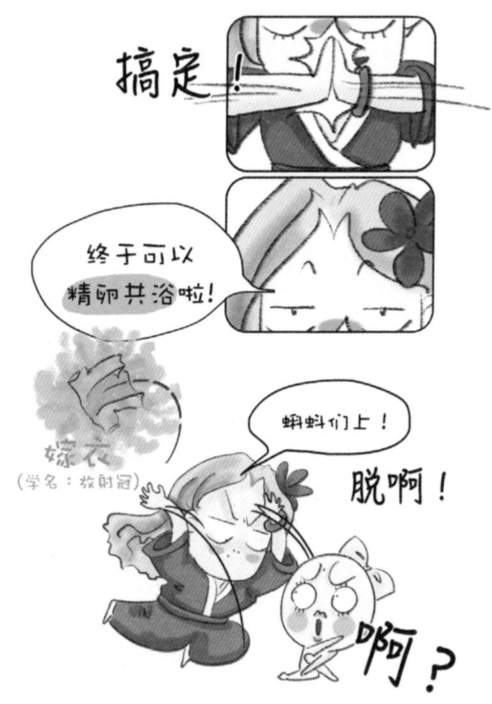
搞定！
终于可以
精卵共浴啦！
蝌蚪们上！
脱啊！
啊？

共浴方式 1：一卵多精，自由恋爱式

第一代试管婴儿的原理

我们都是
万里挑一的
优秀蝌蚪~
美人
你就准了吧~
婆婆对
我们太好了！

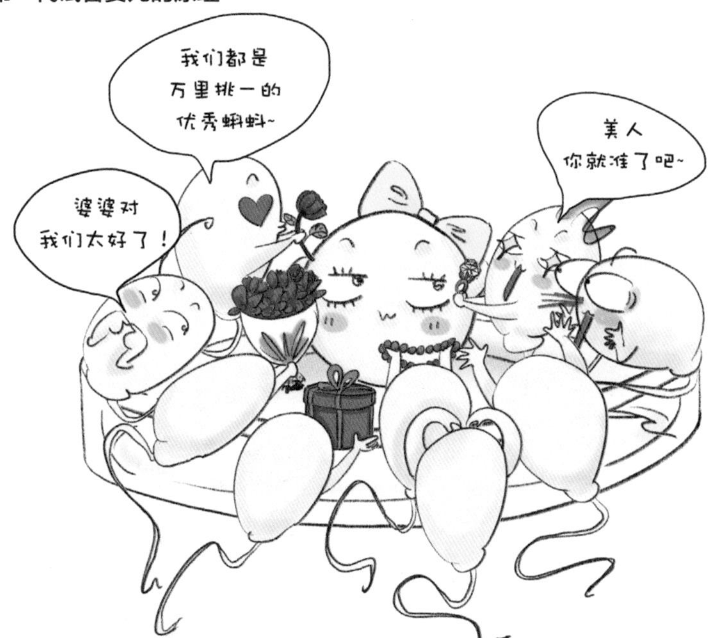

第一代试管婴儿的原理很简单，媒婆先让经过筛选的蝌蚪精团队合作，帮美人把嫁衣脱掉（将卵子的放射冠去掉），当然美人最后仍然只会接受一颗拾漏王蝌蚪的追求！这就相当于制造了一个人为的夺卵情境，只是蝌蚪精不用跋山涉水后才获得夺卵的机会。（“脱衣”情境，请回顾第 1 章“拾漏王的故事”）

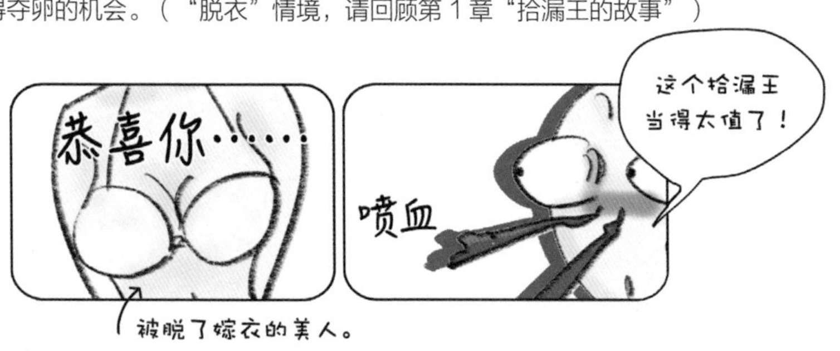

共浴方式 2：包办婚姻式

第二代试管婴儿的原理

第二代试管婴儿的原理也很简单，如果男性的蝌蚪质量太差，就只能海选出一只优质的，直接与脱去衣服的美人采用包办婚姻的方式。这个方式比起一卵多精，自由恋爱的方式，简单粗暴多了。（→）

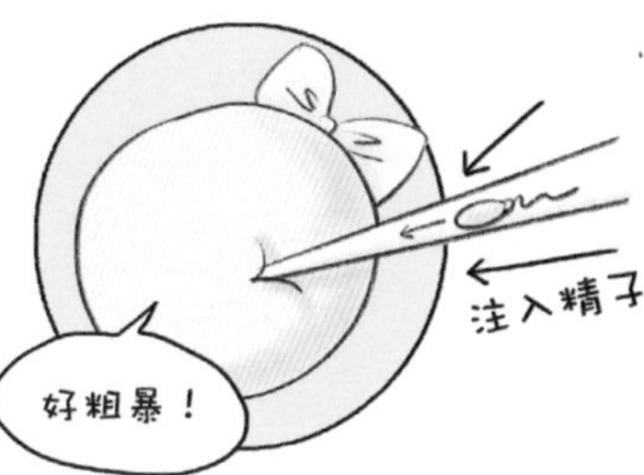

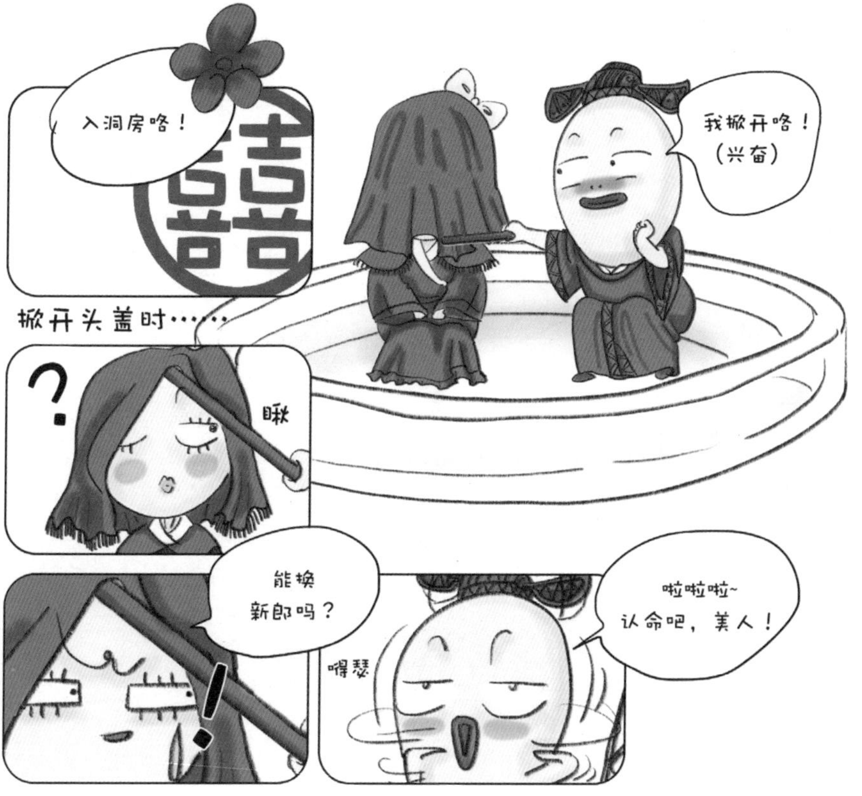

入洞房咯！

我掀开咯！（兴奋）

掀开头盖时……

瞅

能换新郎吗？

嘚瑟

啦啦啦~认命吧，美人！

就这样，媒婆给每个取出来的卵美人姐妹配了对，
要么用自由恋爱的方式，
要么用包办婚姻的方式，
然后，再仔细观察他们的进展。
在这之前，谁也把不准这些组合里有哪些是合不来的……
在这个观察过程里，媒婆可以进行胚胎筛选（也就是传说中的试管婴儿第三代

宝贝你的喜好……
好健康！！
不理“单身狗”。
你怎么这么美！
来啊
互相伤
你没有胸，还那么凶……

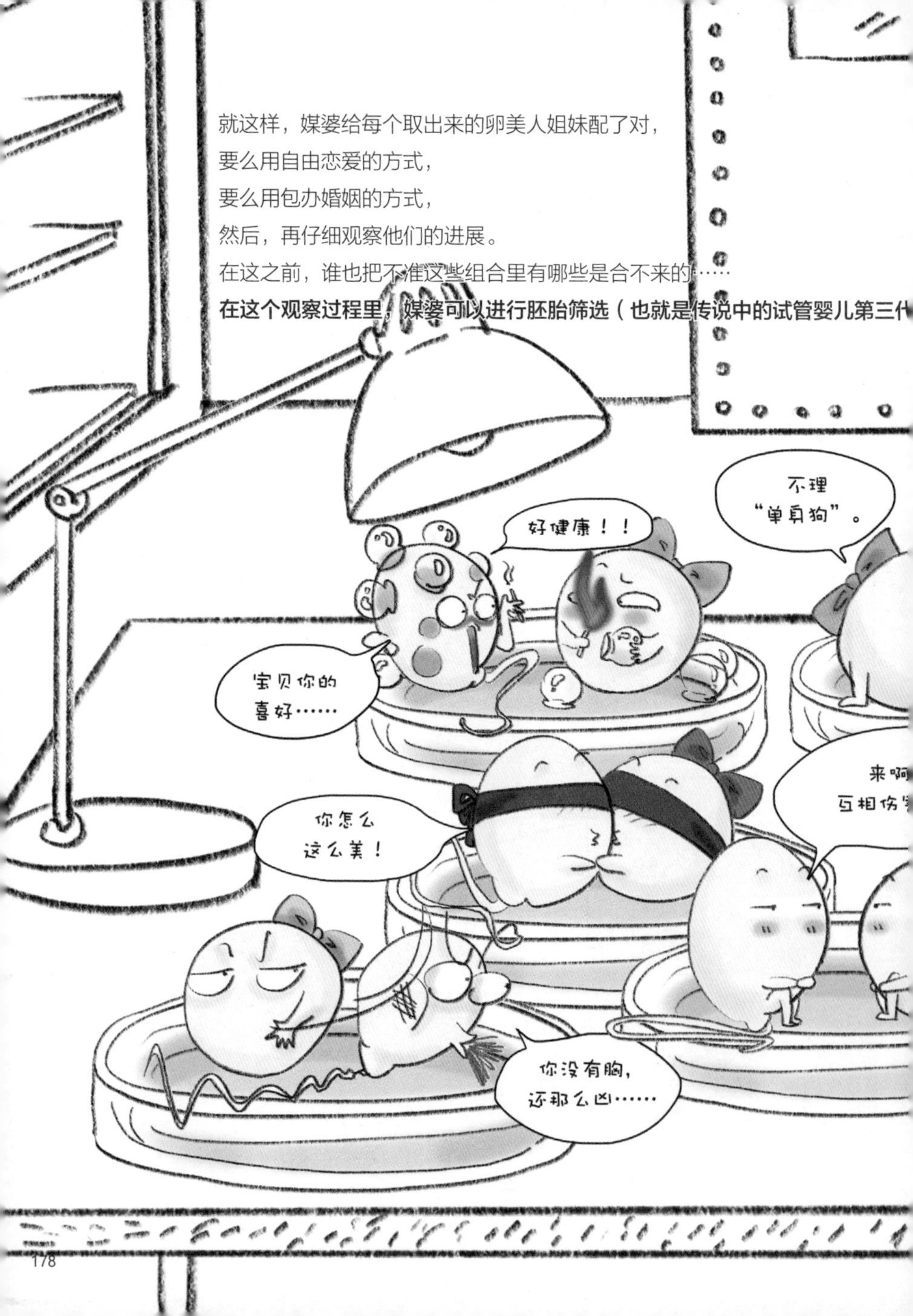

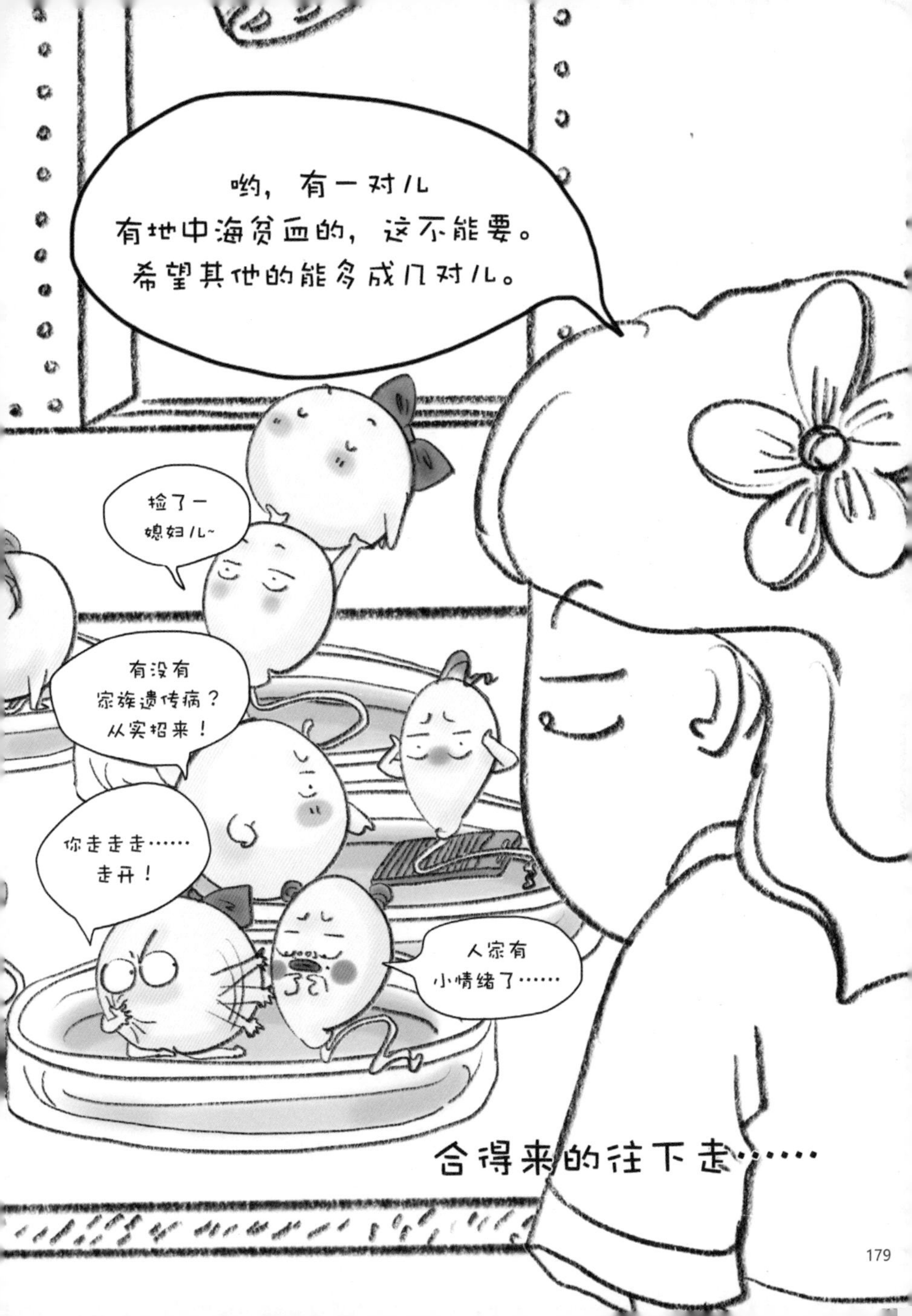

哟，有一对儿
有地中海贫血的，这不能要。
希望其他的能多成几对儿。
捡了一媳妇儿~
有没有家族遗传病？从实招来！
你走走走……走开！
人家有小情绪了……
合得来的往下走……

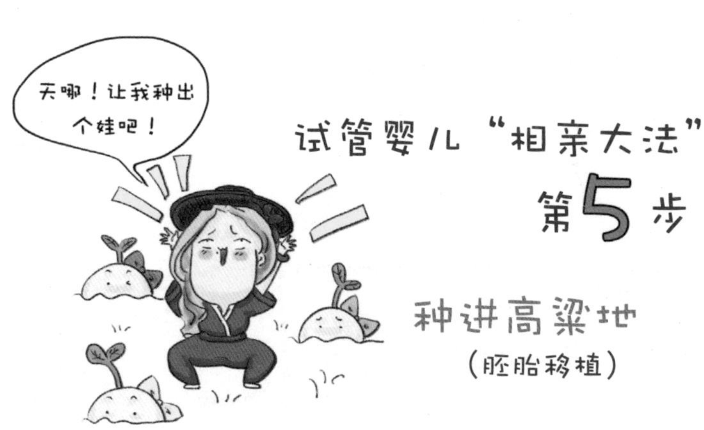

试管婴儿“相亲大法”
第5步
种进高粱地
（胚胎移植）

啦啦啦，种胚胎

胚胎移植

3～5天后……

与另一半相处和谐的卵美人姐妹，纷纷进入了人生的另一个阶段——**胚胎**（受精卵的后期形态），正所谓“我中有你”的新形态。

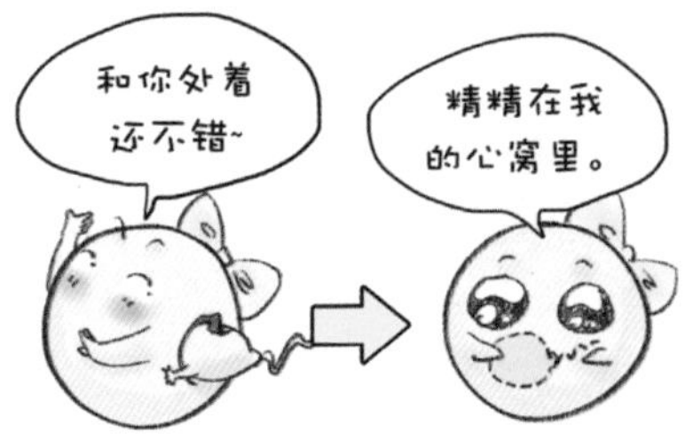

挑2～3个……

然后，媒婆会挑选 2~3 个胚胎姐妹，种进高粱地（子宫内膜）里！至于挑哪几个，优先选择质量好的。

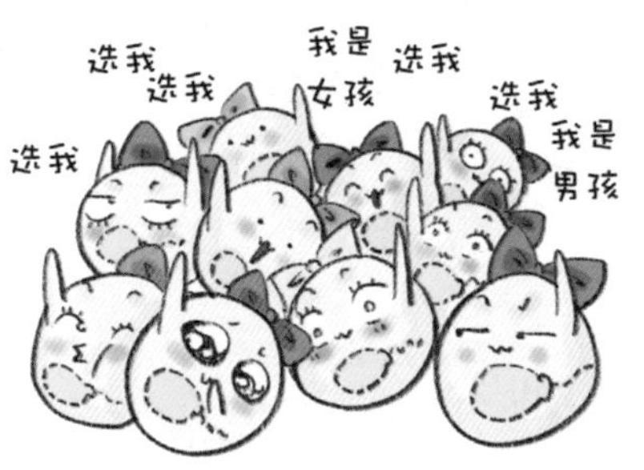

种进高粱地……

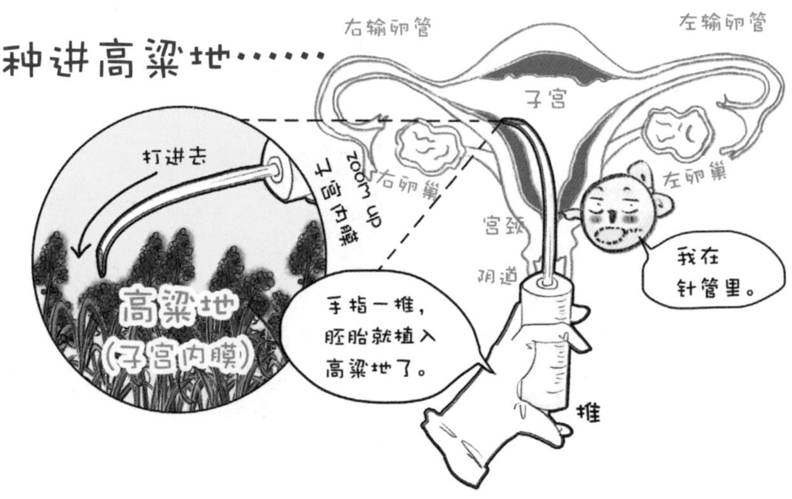

高粱地里的生死抉择

胚胎移植的成功率

成功率……

被种进高粱地的 2 ~ 3 个胚胎能不能移植成功，还得看她们自己争不争气。

啦啦啦~
种胚胎~

每次移植有
50%左右
的成功率。

可能全失败……

好空虚……

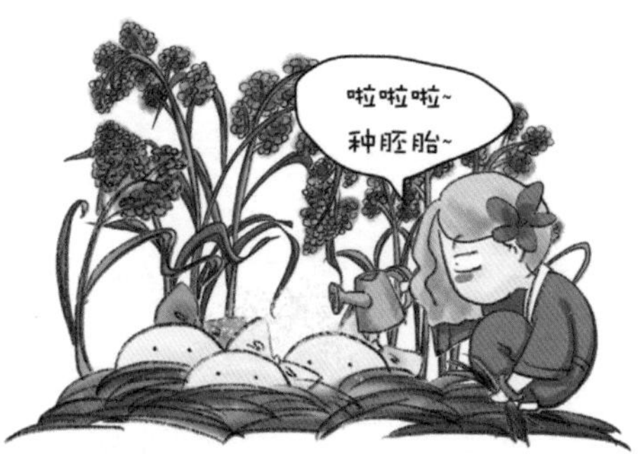

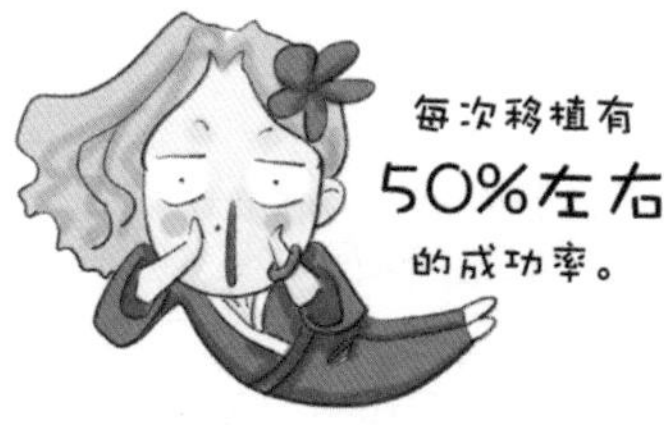

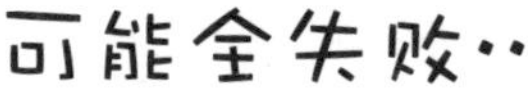

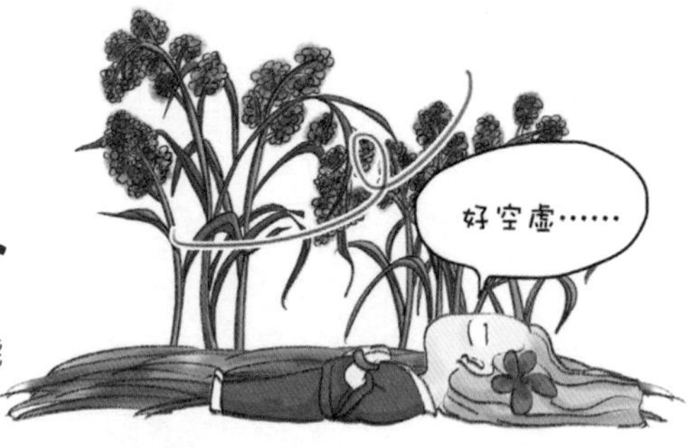

3 个被植入的胚胎里，可能**3 个都没成功**，这也很正常。

可能会成功……

但也可能会**成功 2 个**，这就是为什么做试管婴儿会出现双胞胎。如果**成功了 3 个**，媒婆会强行减去一个，因为怕母体承受不了呀！

怎舍得亲手
去掉一个……

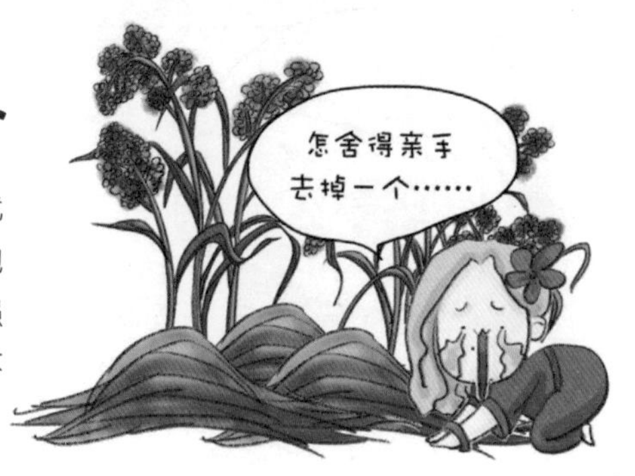

备胎的雪藏

剩余的胚胎储备

剩下的胚胎呢？

不要我们了吗？
NO no no~
NO no no~
冷藏起来
下次用！

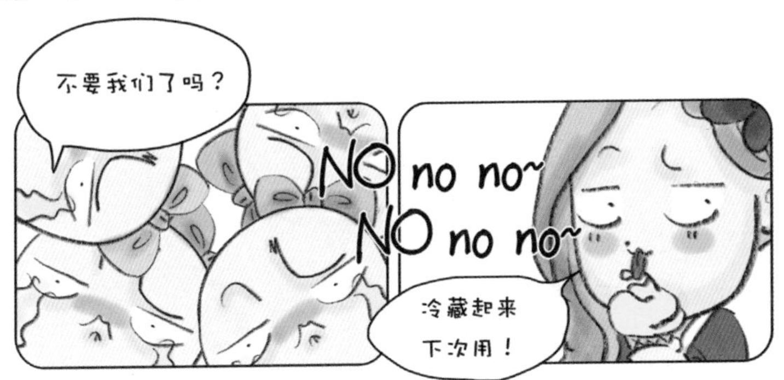

那些用不着的胚胎怎么处理？怎么舍得浪费掉？当然是冷藏起来以供下次需要时继续使用。这样既能减少胚胎的浪费，更能降低一次怀多胎给母体带来的伤害，还能避免因多次促排卵而带来的痛苦和经济压力等。

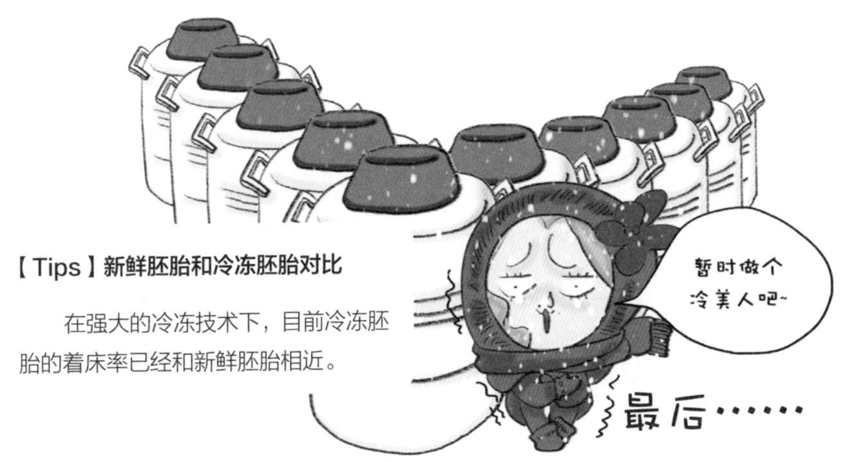

【Tips】新鲜胚胎和冷冻胚胎对比

在强大的冷冻技术下，目前冷冻胚胎的着床率已经和新鲜胚胎相近。

试管婴儿“相亲大法”

第6步

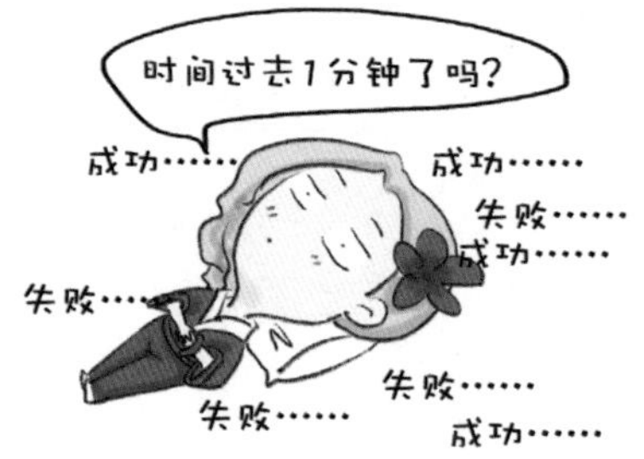

等结果

（抽血验结果）

彩蛋时刻

做试管婴儿之后的结果揭晓

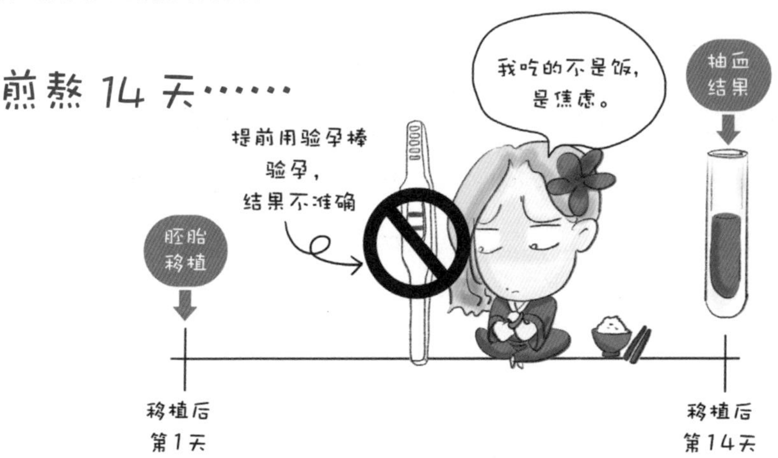

要知道，做了试管婴儿的夫妇都有一颗焦急的心，但急也没用。最准确还是得等移植后 14 天抽血验结果（不排除有的人移植后七八天就能验出结果）。

14 天后……

如果失败了，千万不要失望，还可以继续尝试。但如果妈妈超过 40 岁，大概只有 10% 的幸运胚胎能存活下来了。

如果怀孕了，恭喜您！请正常补充黄体酮，正常产检。到这里，就算完成了一个“试管婴儿大法”的完整周期啦！

胜负乃兵家常事！
宝宝乃缘分之所至！

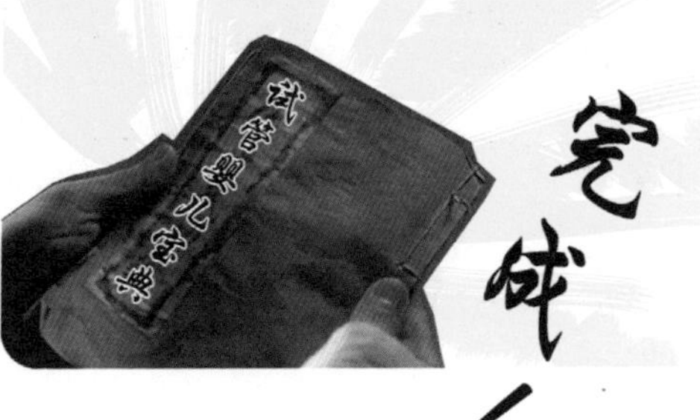

完成！

打破“试管”问到底

关于试管婴儿的其他常见疑问

问题1
我想要个女儿！
我想要个儿子！
龙凤胎你给不给！
虽然他是个精子，但他有颗少女心。
虽然她是个卵子，但她有颗汉子心。

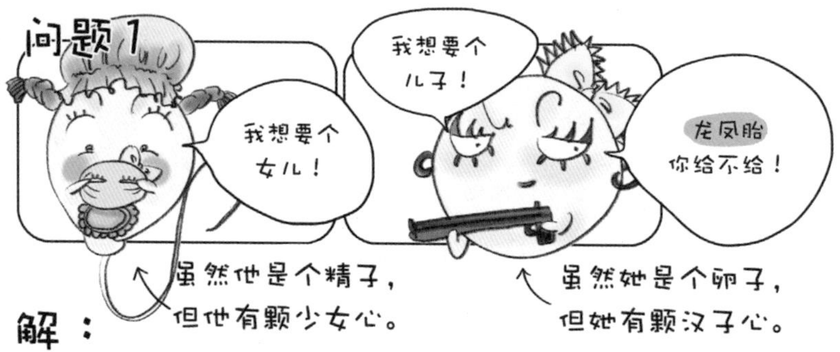

解：

想要龙凤胎或是想选择男女？除非有染色体异常或遗传病的患者可以筛选胚胎，其他的，免谈！

问题2
啊！！老公！！
卵美人脑残粉
Oh no!
偶像精
这么快结婚生子粉丝会伤心的。
反正能做试管婴儿，多晚生都无所谓吧~
能拖就拖……

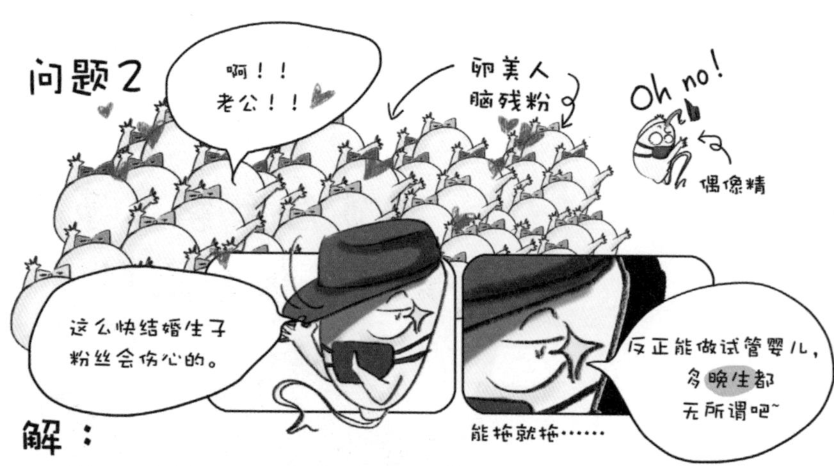

解：

试管婴儿成功与否，还是取决于精子、卵子，还有自己身体的状况。年纪越大，我们取得的精子、卵子的质量就越差，成功率也就越低，还是建议您把年龄问题考虑进生殖大计中。

问题3

试管婴儿会不会
有什么缺陷？
“爱因斯精”
例如
不够天才？

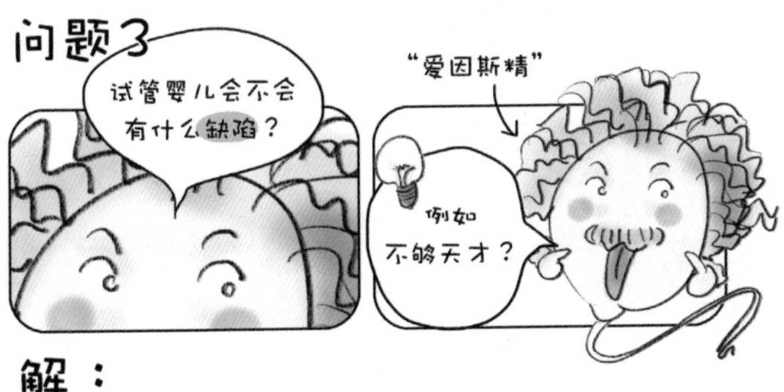

解：

就现在来看，试管婴儿的长相、智商、健康状况，都和正常怀孕的小孩没有区别。至于会不会像父母一样聪明，那得看基因咯！

问题4

大问题……
吐血……
做一次试管婴儿
要多少钱？
多少时间？
什么证件？
经济适用卵

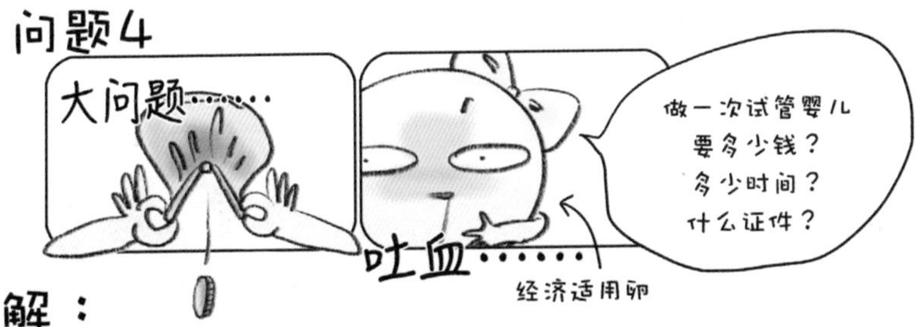

解：

完成一个完整试管婴儿的周期需要 2 万 ~ 4 万元不等，失败了也没退费一说。需要的时间没准，有的花 1 个月就怀上了，有的人几个月过去了还卡在检查的环节上。

做试管婴儿需要携带：男女双方的结婚证（所以未婚不能做试管婴儿哦）和身份证等。

问题5

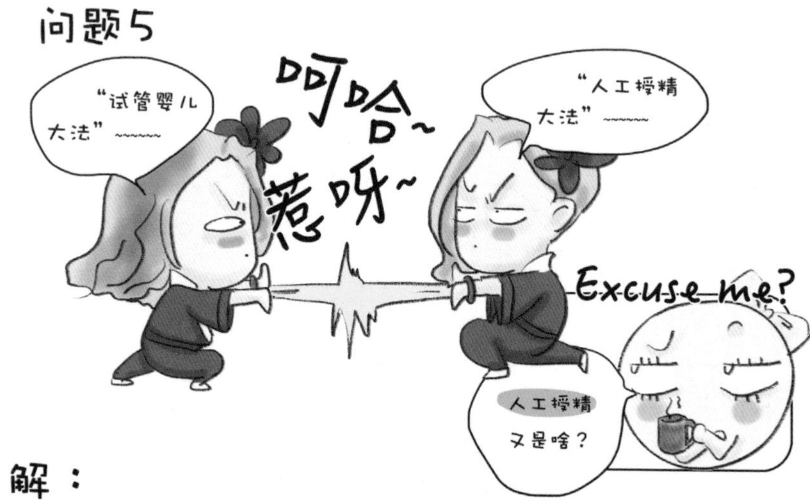

解：

人工授精是由媒婆带队，让蝌蚪精的队伍避开最容易牺牲的路段，直通到女性生殖道里，再让蝌蚪精自己闯关夺美人的技术（也就是将收集到的精子注入女性宫腔内，使得精子和卵子自然结合而达到妊娠目的的技术），简称直通的授精方式。

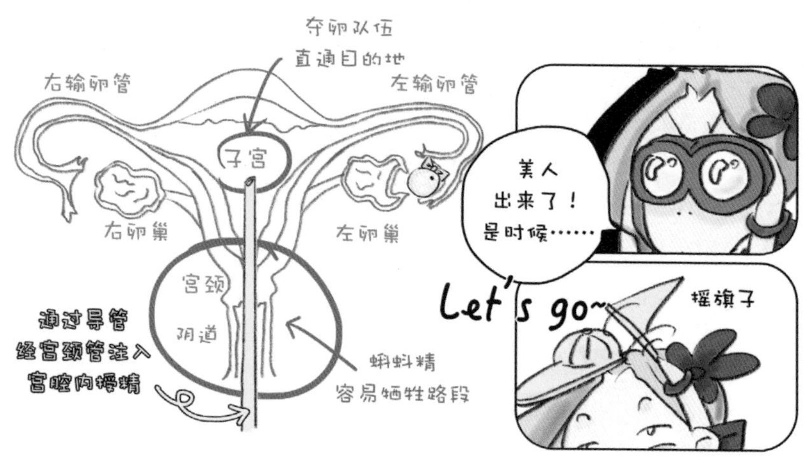

婆婆带你们
直通宫腔~
简直是
超值团！
必须
体验一下！
还以为
我死定了！

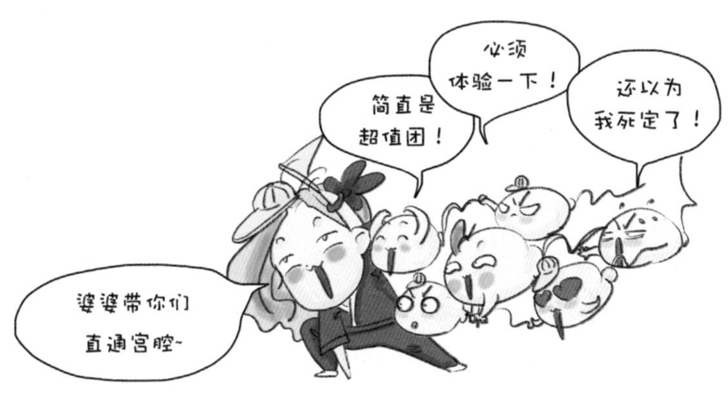

具备正常发育的卵泡、正常范围的活动精子数目，健全的女性生殖道结构（**至少一条通畅的输卵管**）内的不孕（育）症夫妇，均可以实施人工授精治疗。目前临床上较常用的方法为宫腔内人工授精。

人工授精比试管婴儿的价钱实惠，但人工授精只能帮蝌蚪精进行优化处理，避开某一段容易造成不孕的路段，让更多的蝌蚪精能与美人见面，但并未完成夺卵。也就是说，蝌蚪与美人的结合还得靠他们自己来完成。

把精精扔那儿
就不管了？
夺卵还得
靠自己！
加油！

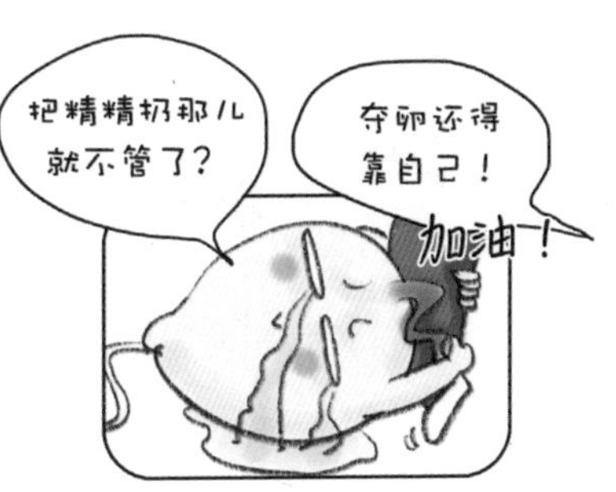

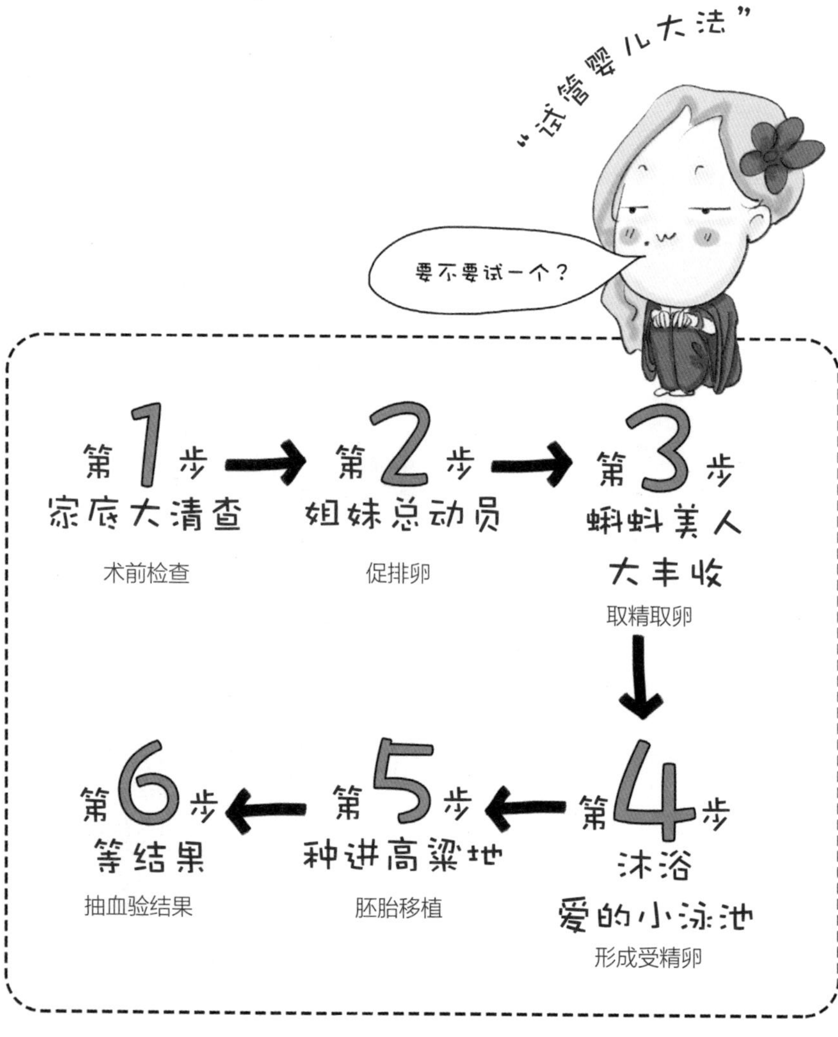

"试管婴儿大法"
要不要试一个？
第1步
家底大清查
术前检查
第2步
姐妹总动员
促排卵
第3步
蝌蚪美人大丰收
取精取卵
第4步
沐浴爱的小泳池
形成受精卵
第5步
种进高粱地
胚胎移植
第6步
等结果
抽血验结果

无论用什么方式怀孕，都是缘分。

怀孕的方法有千百种，无论用哪一种，最后都得看蝌蚪精和卵美人的缘分呢。

两种人

自打备孕屡试屡败，在我的眼里，就把人自动分成了两种：有娃的和没娃的。

对有娃的羡慕嫉妒恨，对没娃的感同身受。

没娃
有娃
有娃的真幸福。
没娃的真可怜。

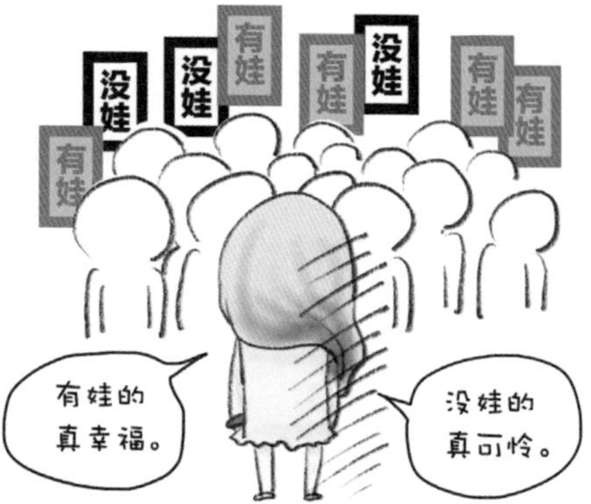

比较心理

上学的时候，我们比成绩。工作以后，我们比工资。结婚了，我们还比老公。备孕之后，比的就是在姐妹中谁先生宝宝……

和共同备孕的姐妹们，我们有着微妙的关系：既是战友，也是对手。

若有备孕的姐妹怀孕，我既会为她高兴，也会为自己在这场比赛中落后而感到挫败，甚至会焦虑，会剩我一个在这要娃的路上战到最后吗？

我怀孕了。
加油啊，大头！
等你的好消息！
你们是在炫耀吗？

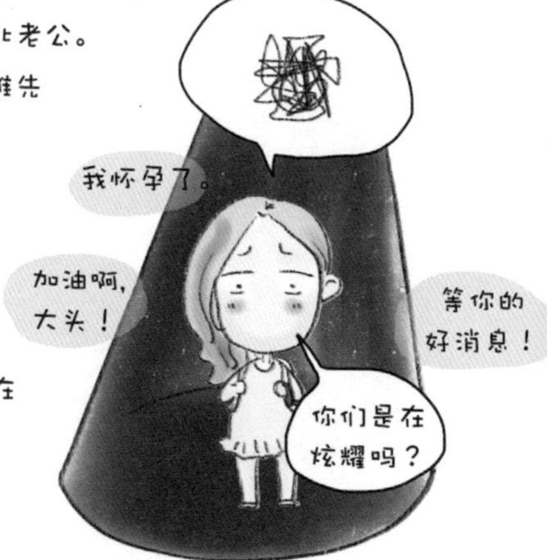

意淫

备孕久了，连自己都佩服自己的想象力！常常能把各种八点档狗血剧情脑补到自己身上。例如，老公借腹生子，于是我有尊严地离婚成全他们，成了人美多金的单身贵族，孤独终老……

切~
爸爸。
我的私生子。
我一个人也能过得很好！
想当年要是……

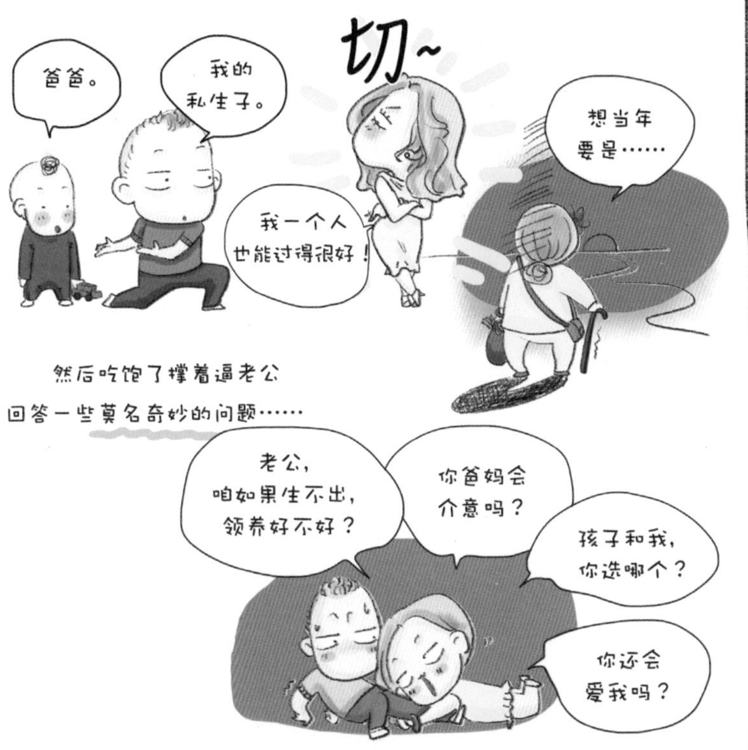

然后吃饱了撑着逼老公回答一些莫名奇妙的问题……

老公，咱如果生不出，领养好不好？
你爸妈会介意吗？
孩子和我，你选哪个？
你还会爱我吗？

如果您的太太也在逼问您这样的问题，那她可能只是在要娃的路上走累了，需要安全感和老公的鼓励。

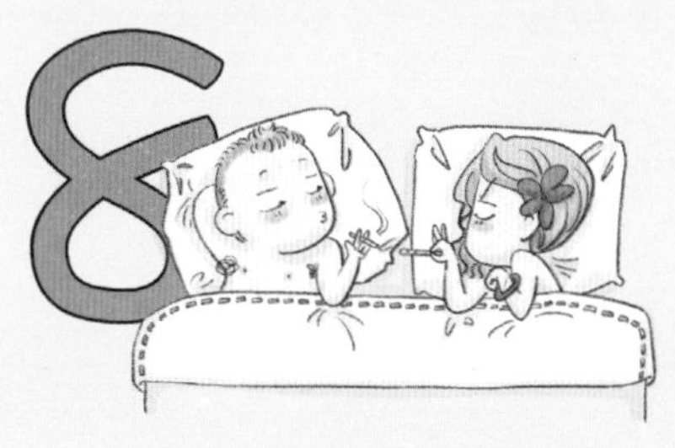

温馨贴士

备孕还要知道什么？

我们还要注意什么？

想怀孕还要补充什么营养？还有什么注意事项？还要做什么检查？头都大了！亲爱的，用不着自寻烦恼啊！其实对绝大多数人来说，只需要**算准时间，有规律地同房，轻松地同房，性情高涨地同房**，就够了。但当然，如果生活里可以注意一些小细节，不仅能提高备孕质量，还能避免一些不必要的伤害。

【主角】

大头

可爸 = 大头的老公

老公，我们来
造小人吧~
一番努力
过后……
开灯
搞定！
当当当当~
有了？

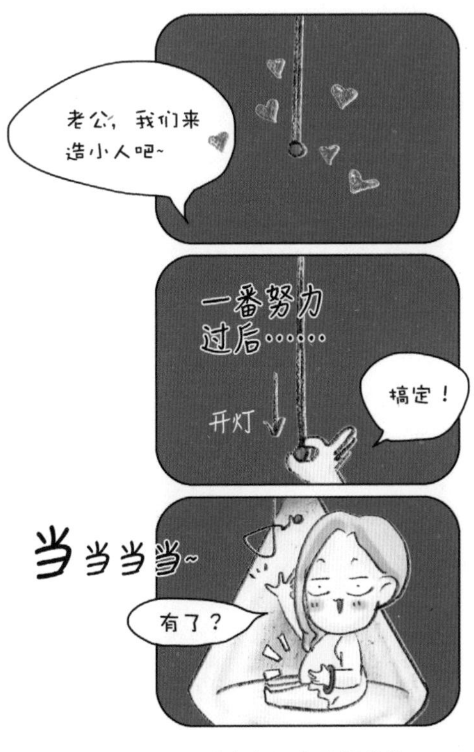

说有就能有？想得美……

Tips 1 做个计划

怀孕不是你想怀，
想怀就能怀。

这就是碗青春饭

怀孕的概率与最佳年龄

缘分
排卵期
激情同房
美人够美
蝌蚪壮
激素正常
看来这个月能成功。

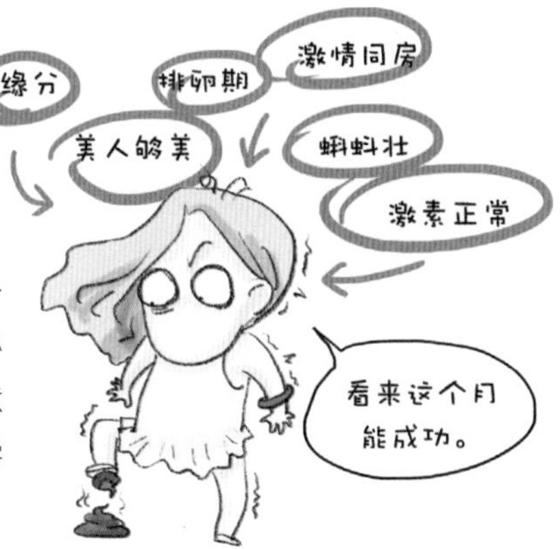

10%～15%……

首先，据统计，正常备孕夫妇每个月只有 10%~15% 的自然受孕概率，必须同时具备天时、地利、人和。这就意味着有的人一次就中招，有的人则要尝试一段时间。

最佳年龄……

未来老公还在上幼儿园呢~
咋办"捏"……

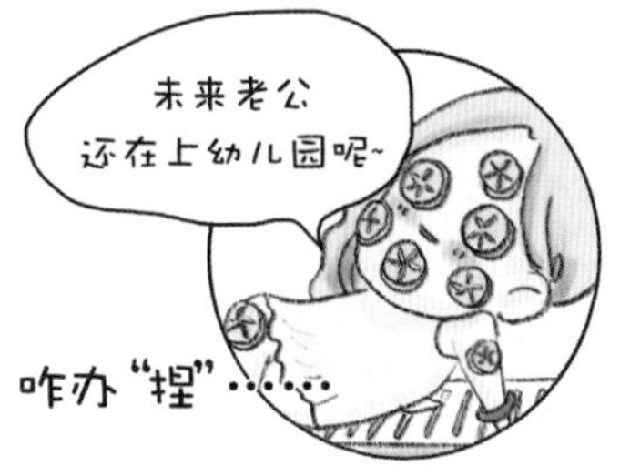

有研究表明，卵巢功能和卵美人质量最好的阶段是在 35 岁前，看下表就明白了。

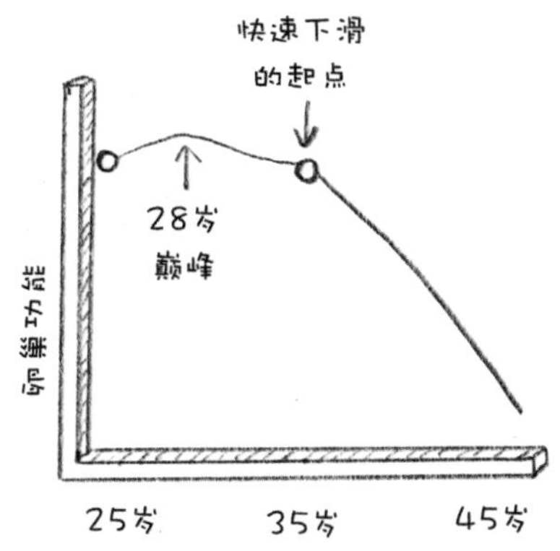

提前规划……

大头最后有句忠告：怀孕有最佳年龄，且有很大的失败概率，需要**时间成本**。还不做个规划，**提前开工**？做不到？那也尽量赶在 40 岁之前哦！

特别是有后面这些情况的，更需要提早规划。

少安毋躁

需要暂缓怀孕的情况

但有时不能急……

通常，以下几种情况**有可能需要暂缓怀孕**，当然也要视具体情况由医生下判断。

最近药吃多了，
忘了怎么
排卵来着……

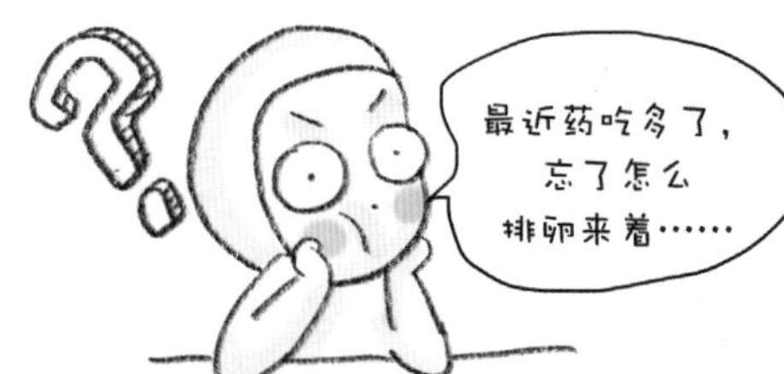

①正服用避孕药，或刚停用长效避孕药的女性

服用避孕药期间，身体状况是不适合怀孕的。而停药后，体内环境也不一定适合马上怀孕。

Tips：停药后，再备孕。其中，服用短期避孕药者，停药后就可以怀孕了，若是服用长期避孕药者，则需停药半年后再备孕哦！

②刚取出宫内节育器的女性

宫内节育器是通过占据子宫腔而干扰受精卵着床来达到避孕目的的。取出后，宫内环境不一定适合马上怀孕。

环环就爱
乱搅和~
宫

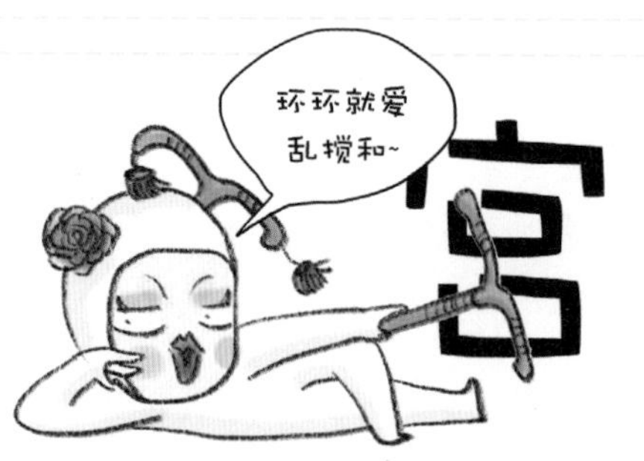

Tips：刚取出宫内节育器的女性，要根据医生对其怀孕条件的评估，决定是否需要隔一段时间再备孕。

③接受了剖宫产手术的女性

接受了剖宫产手术的女性，需要等子宫恢复后，方可考虑备孕（避免子宫破裂）。

再来一刀？

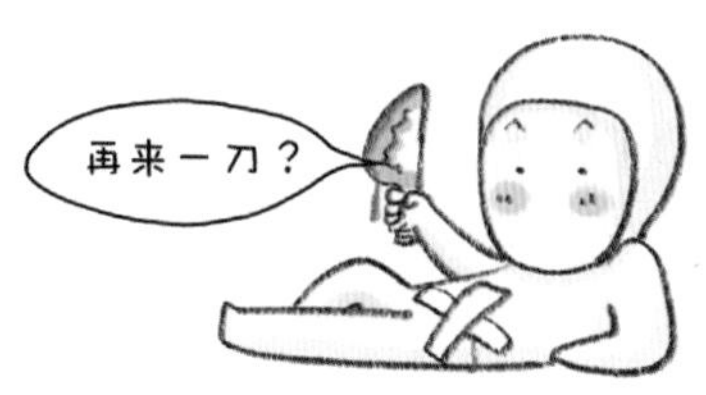

Tips：剖宫产两年后再怀孕，更有利于产妇的身体恢复。

说好的
高粱地呢？

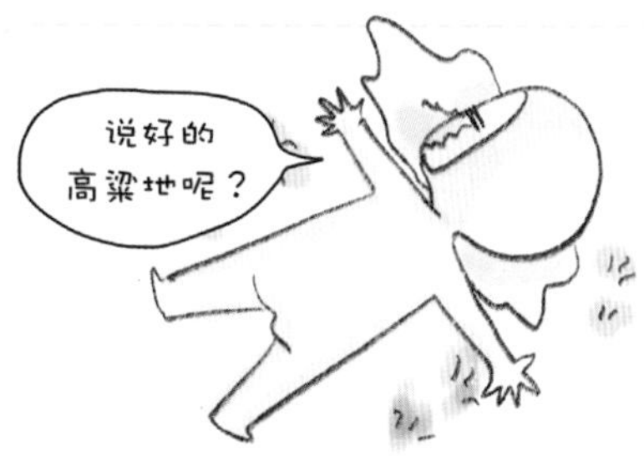

④出现早产或流产的女性

出现早产或是流产的女性，若子宫等器官还未恢复正常就马上怀孕，对胎儿十分不利，也不利于女性的身体健康。

Tips：待身体恢复后，在医生的指导下方可备孕。

⑤有过宫外孕的女性

宫外孕的诱因有多种，往往需要手术治疗，术后更需要医生对再次宫外孕的风险做出评估后，方可备孕。

封
往子宫的路
每次都
这儿堵……

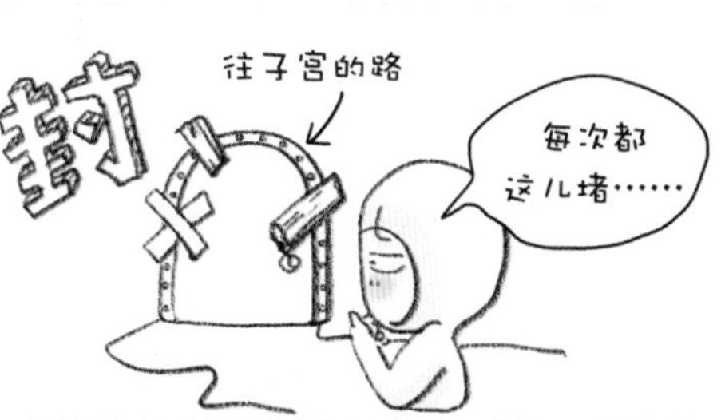

Tips：根据不同的宫外孕情况，医生将给出不同的备孕方案。例如，单边输卵管发生过宫外孕的患者，若另外一边输卵管通畅，医生往往会建议，在通畅那边的卵巢排卵月份同房。

⑥有以下其中一种疾病的你或你的“ta”

如果你或你的“ta”有这其中一种疾病，都应该积极治疗，可能需要暂缓怀孕，在医生给出建议后再考虑怀孕。

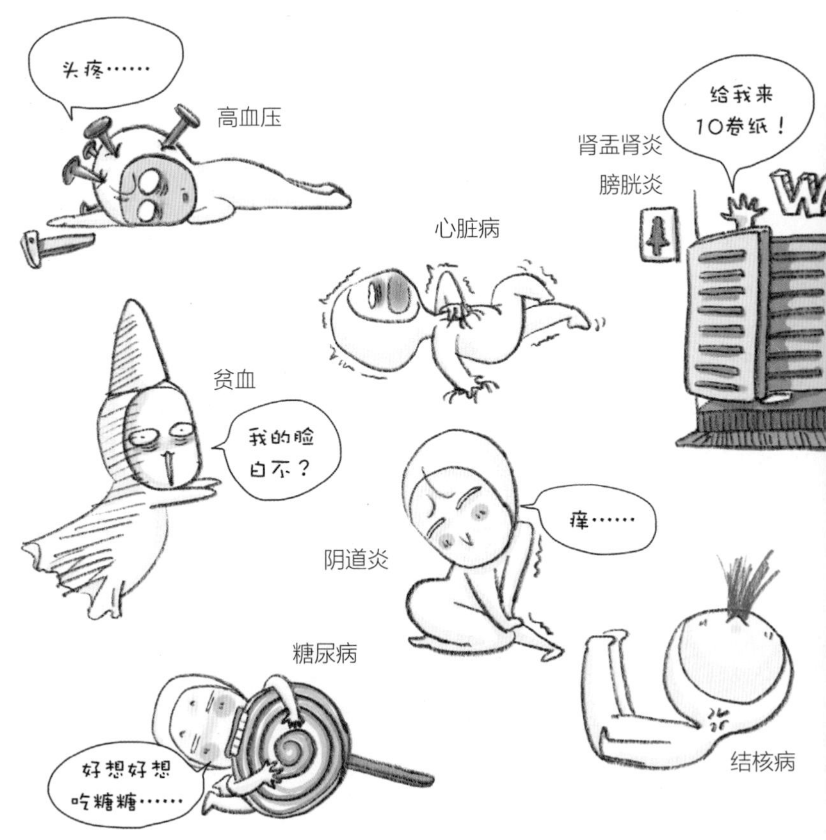

浮肿的我
美吗？
肾脏病
不想坐……
痔疮
我对你的爱
就像我的肌瘤
越长越大~
子宫肌瘤
吃不下……
肝炎
甲状腺功能异常
性病

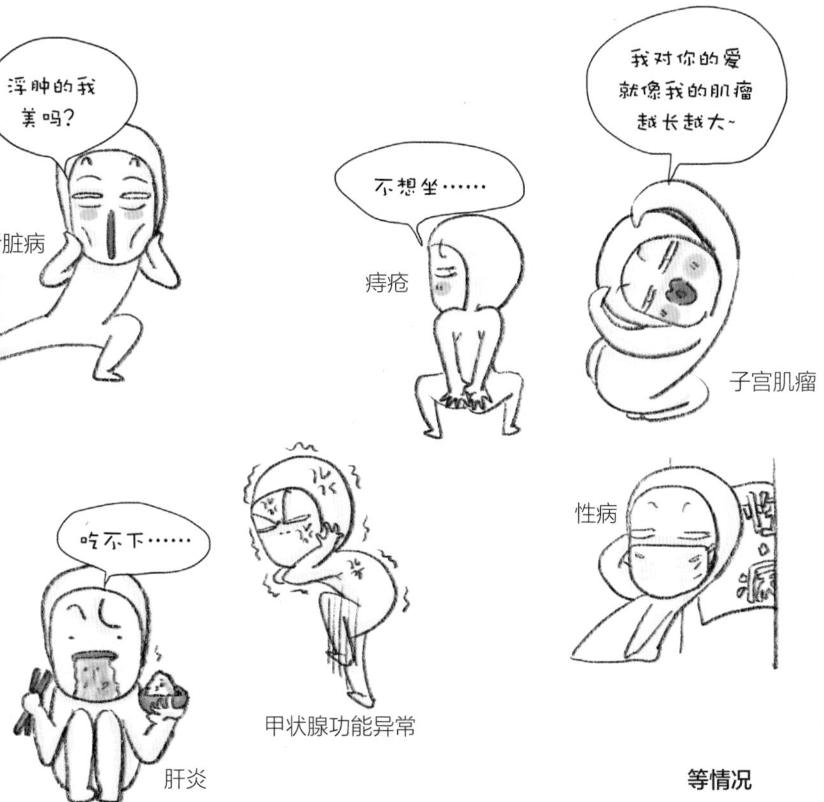

等情况

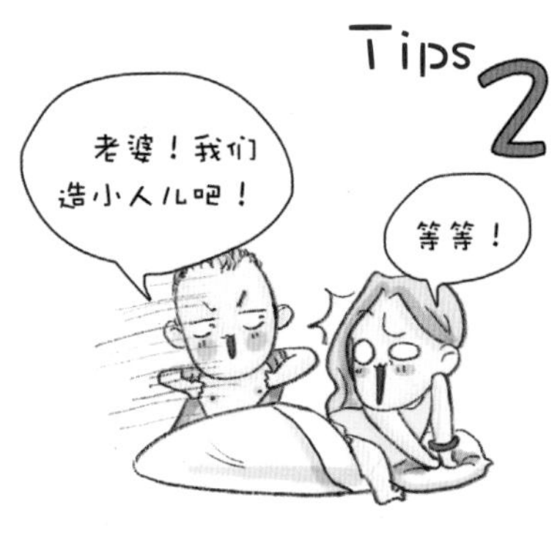

Tips 2 检查和疫苗不是必需的

要选择需要的。

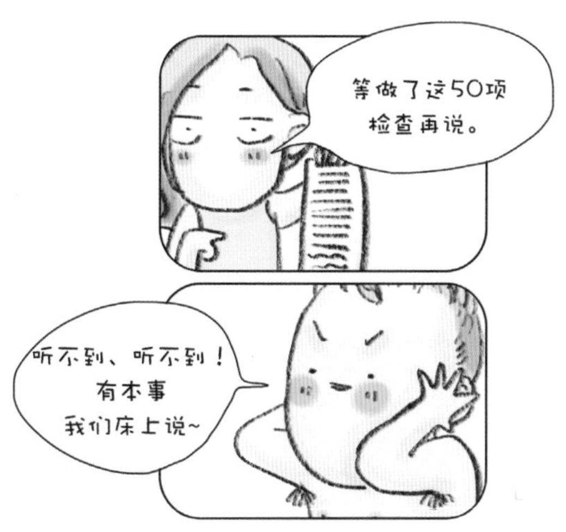
等做了这50项
检查再说。
听不到、听不到！
有本事
我们床上说~

花多眼乱

孕前检查项目的选择

血常规、尿常规

血常规检查主要包括红细胞计数、血红蛋白以及白细胞计数、分类及血小板计数；尿常规检查需要检测尿糖、蛋白及红细胞等项目。

生殖系统

根据病史选做

主要为了排除生殖道炎症、畸形等情况。

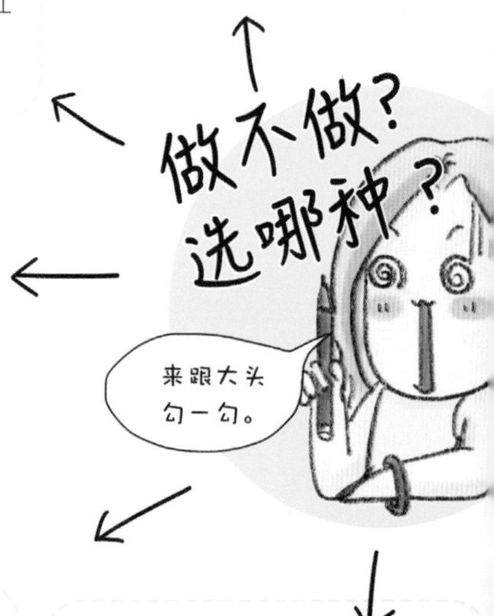

肝功能、肾功能

推荐给大龄孕妇，其他人视病史选做

肝功能检查要检查肝功能、血糖和胆汁酸等；肾功能检查要检查尿素氮、肌酐、尿酸等。

Rh 血型不合

根据病史选做

Rh 血型不合可能导致新生儿溶血症，甚至让宝宝在胎儿时期就死亡。

ABO 溶血

根据病史选做

主要针对的对象为血型为 A 型、B 型或 AB 型的丈夫，和血型为 O 型或者有不明原因的流产史的妻子。

优生五项

推荐给养宠物的或喜欢吃野生动物或生食的备孕妈妈

优生五项检查，也被称作致畸五项，主要检查的是风疹病毒、单纯疱疹病毒、巨细胞病毒及弓形虫等，这些微生物可以通过胎盘传给胎儿，使胎儿的发育受影响。

家有宠物的，最好给宠物做个体检或是将宠物外送，因为不少小动物身上都有弓形虫。弓形虫生活在小猫的肠黏膜上，一旦让猫感染了，就可以通过猫的粪便使人受到感染。但是弓形虫的卵在毛体外存活整整 1 天后才具有传染性，所以只要人们每天及时清理粪便，人感染的机会就少了。它也可能出现在狗的体内，如果单纯和狗接触不会被它传染。

避免食用不熟的鸡蛋、未洗净的蔬菜等。因为大部分哺乳动物和鸟类都可传染弓形虫，如果备孕妈妈不慎食用了未完全烹调熟透的肉类，也可能受到感染。

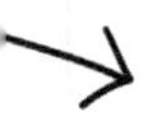

染色体异常

推荐给有家族遗传病史的夫妇

如果夫妻二人中一人有遗传病家族史，就需要做此项检查。

口腔

推荐给还没拔智齿的备孕妈妈

在孕期治疗牙病，对胎儿易造成不良影响，所以一定要进行口腔检查。

有备无患

备孕期间可接种疫苗的主要种类

未雨绸缪……

若怀孕期间被传染……
后悔
我刚好扎了这种疫苗。
庆幸

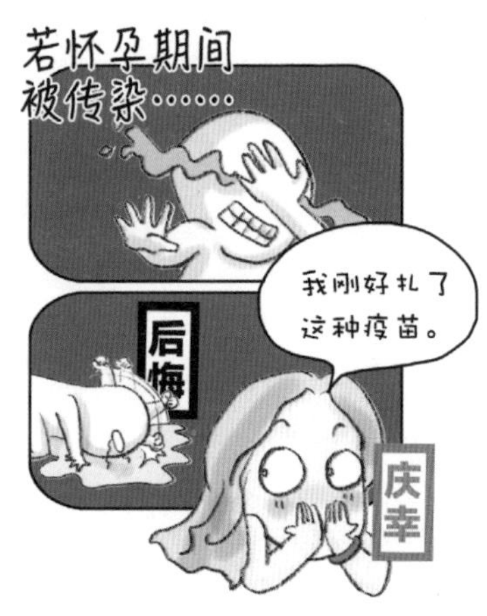

要预防一些传染性疾病对肚子里宝宝的影响，有一种方法是接种疫苗。常规疫苗一般在成年前就已完成，所以孕前疫苗并不是常规的，也不是必需的。备孕妈妈可以根据自己的情况选择接种或不接种，大头这里跟您科普一下最常见的五种。

风疹疫苗

孕妇早期感染风疹病毒后，虽然临床症状轻微，但病毒可通过胎血屏障感染胎儿，可导致胎儿罹患以婴儿先天性缺陷为主的先天性风疹综合征（CRS）。

这么阴？！

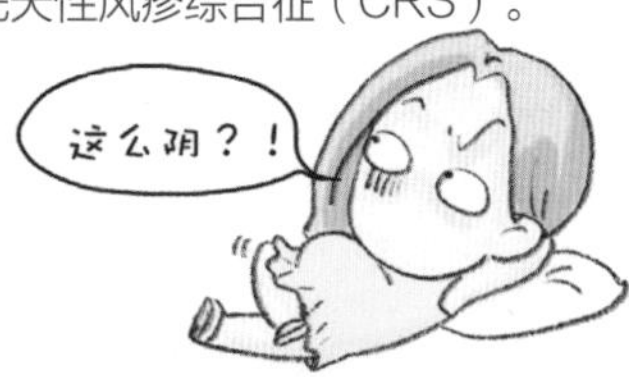

风疹疫苗的有效概率大概为98%，终身无须再打。

注射时间：孕前 3 个月。

水痘疫苗

人类是该病毒的唯一宿主，患者为唯一传染源。免疫缺失患者可能在整个病程中皆具有传染性。若妊娠期感染水痘，会引起胎儿畸形、早产或死亡。

“妖妖灵”吗？
这儿有人长水痘。

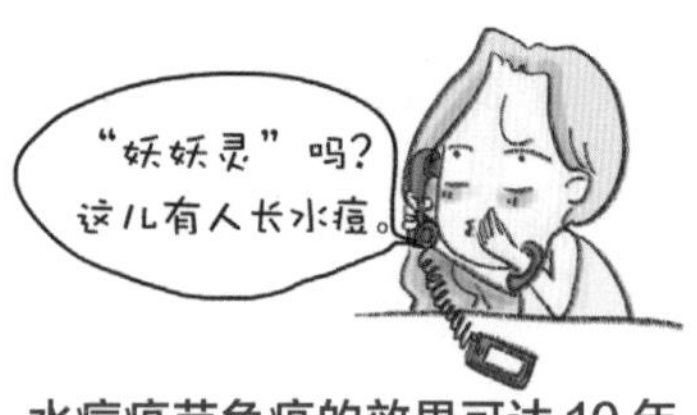

水痘疫苗免疫的效果可达 10 年以上。

注射时间：孕前 3 ~ 6 个月。

甲肝疫苗

甲肝病毒可以通过水源、饮食传播。而妊娠期因内分泌的改变和营养需求量的增加，肝脏负担加重，抵抗病毒的能力减弱，容易被感染。天天在外面吃饭的“吃货”要注意啦！

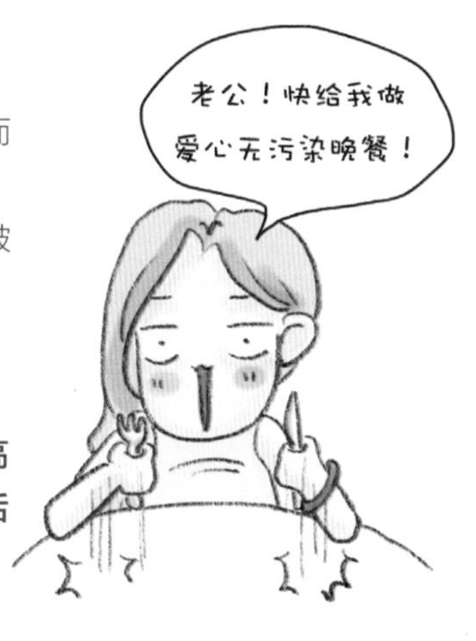

接种甲肝疫苗后 8 周左右，便可产生很高的抗体，获得良好的免疫力。接种疫苗后 3 年可进行加强免疫。

注射时间：孕前 3 个月。

乙肝疫苗

母婴传播是乙型肝炎的重要传播途径之一。乙肝病毒是垂直传播的，通过胎盘屏障，直接感染胎儿，使 85% ~ 90% 的胎儿一出生就成为乙肝病毒携带者。同时，乙肝病毒还可使胎儿发育畸形。

乙肝疫苗的免疫率超过 95%，时间为 7 年以上。

注射时间：孕前 9 个月注射。

流感疫苗

流感疫苗属短效疫苗，抗病时间只能维持 1 年左右，且只能预防几种流感病毒，备孕妈妈可根据自己的身体状况自行选择。

免疫效果为 1 年左右。

注射时间：如果准备怀孕的前 3 个月刚好是在流感疫苗注射期，则可考虑注射。

Tips 3 用不着把自己养成猪

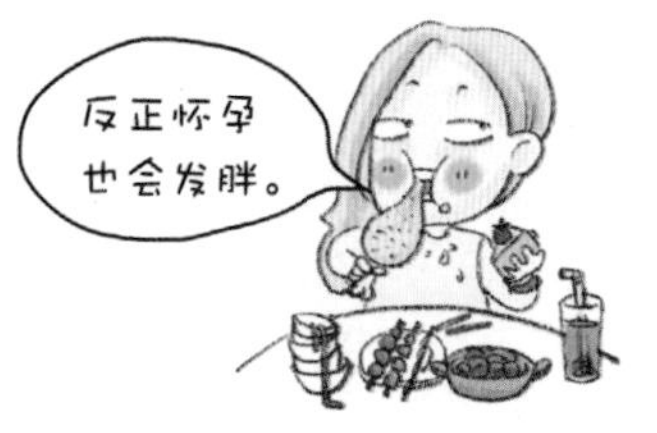

其实备孕的饮食很简单。

简单吧

膳食五大类

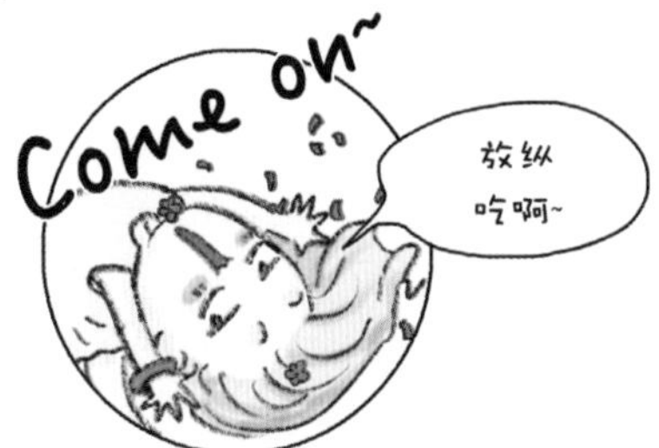

反正怀孕也会发胖，身材到时候还不是白保持？为什么不放纵吃喝，等生完再一起减肥？您以为这下终于找到了“吃胖不羞耻”的充分理由？哈哈，想得美！注意备孕饮食当然不仅仅是为了保持体重，这关乎您和宝宝的健康。

平衡膳食五大类……

（谷类包括：米、面、杂粮）

谷类

鱼、虾、肉、蛋类

（肉类包括畜肉、禽肉以及动物内脏）

蔬菜、水果

膳食五大类

【Tips】一般来说，深色蔬果含营养素比较丰富。

奶类、豆类

【Tips】奶类是补充天然钙质的首选。

油脂类（包括植物油）

其实就是啥都得吃点。

其实，备孕饮食只要记住做到平衡膳食，保证摄入均衡适量的蛋白质、碳水化合物、脂肪、矿物质、维生素等营养素就行。也就是**不偏食！**

“强精健卵”吃出来

备孕所需要的营养

饮食习惯对怀孕概率来说，也有着一定的影响。所以备孕爸妈选择食物的时候首选富含优质蛋白质的食物，蛋白质是脑、肌肉等人体器官最基本的营养素，是人类生命的基础。蛋白质的摄入还有利于协调男性内分泌以及增加精子的数量，提高精子的质量。

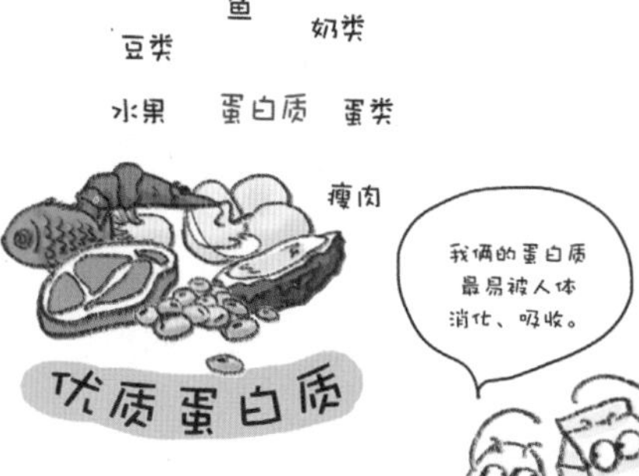

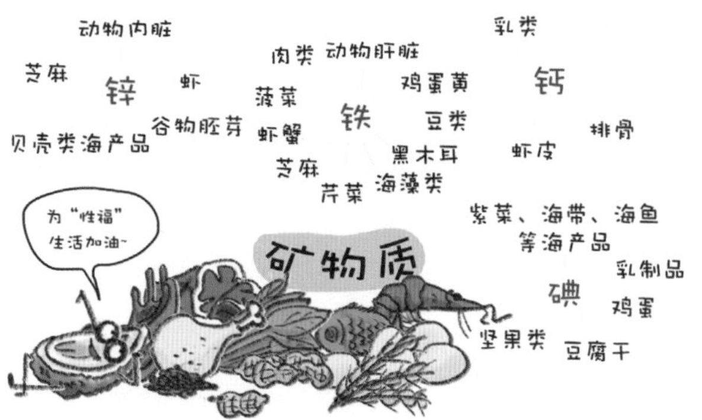

矿物质主要指钙、铁、锌、锰、镁、铜、碘等元素，它们对备孕妈妈的健康和宝宝的发育都有重要的影响。

例如**钙**是骨骼与牙齿的重要组成部分。**铁**是血红蛋白的重要组成部分，它能为卵子提供充足的养分。**锌**是人体新陈代谢不可缺少的酶的重要组成部分，它还参与了男性睾酮的合成和运载活动，同时可以帮助提高精子活动的能力以及受精等生殖生理活动。**碘**参与了甲状腺激素的合成，而甲状腺对胎儿大脑的发育起到重要作用。这些元素都可以在备孕期间通过饮食补充。

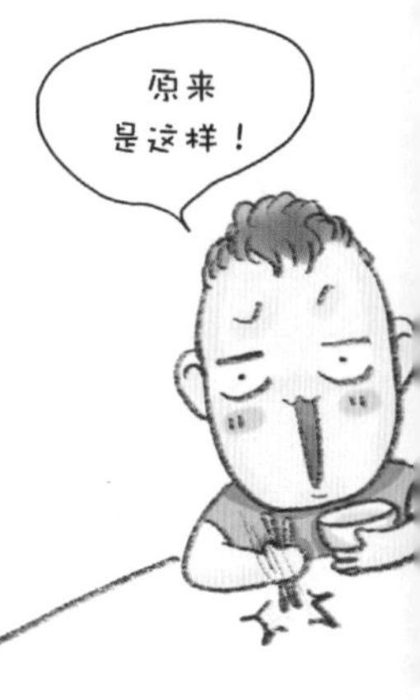

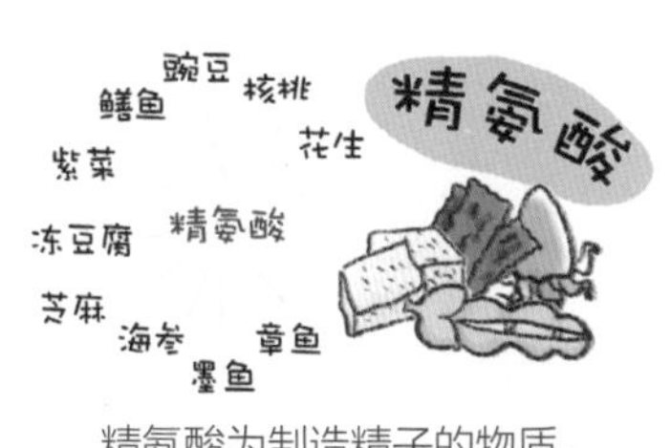

精氨酸为制造精子的物质。

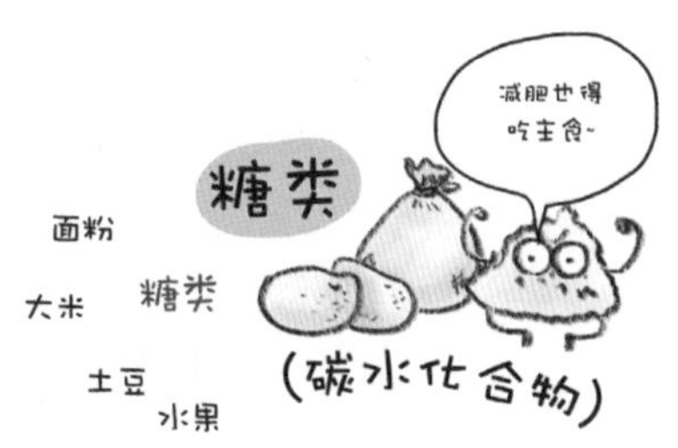

糖类，即碳水化合物，是人体热量的主要来源。

脂肪缺乏，
小心性欲下降。

脂肪和
胆固醇

当然
过量也不好。

果仁
肥肉
禽蛋
脂肪
深海鱼
食油
禽类
奶

脂肪能供给能量，而且是细胞的重要组成部分，性激素就主要是由脂肪中的胆固醇转化而来，适量摄入有利于性激素的合成。它还含有精子生成的必需脂肪酸。

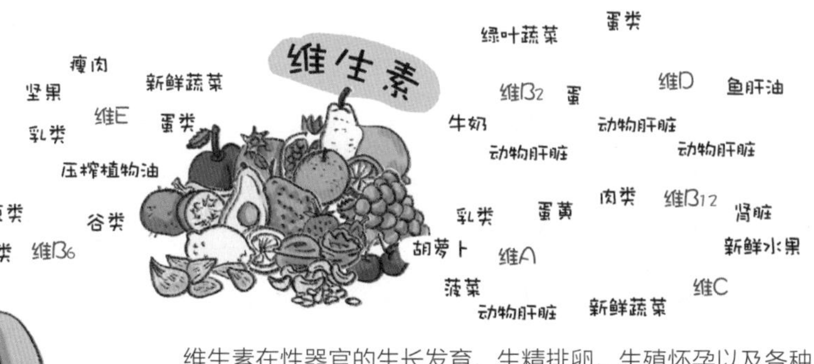

维生素在性器官的生长发育、生精排卵、生殖怀孕以及各种营养素的代谢等方面都发挥着重要作用。例如维生素 E 有帮备孕爸妈延缓衰老、减缓性功能衰退的作用，还对精子的生成、提高精子的活性具有良好效果。

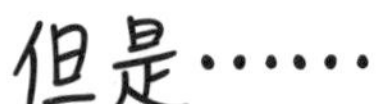

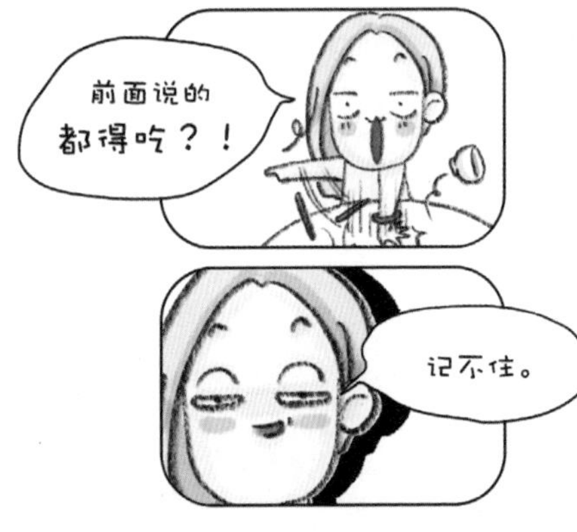

就记一句……

营养丰富不偏食，再爱吃也不过量。

过量的后果……

备孕饮食除了要营养丰富，还要注意切勿营养过剩。如果营养过剩，造成了体重超重，就会成为妊娠、分娩的不利因素，也有可能引起妊娠期高血压综合征、妊娠期糖尿病。当然，如果偏吃任何某一种元素，就会造成该元素的过量，最终影响父母和宝宝的健康。

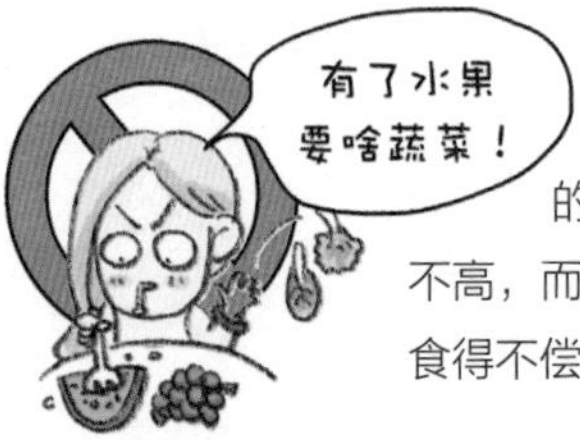

有了水果
要啥蔬菜！

【Tips】虽然水果和蔬菜都有丰富的维生素，但水果中的纤维素成分并不高，而蔬菜里的纤维素成分却很高，所以偏食得不偿失哦！

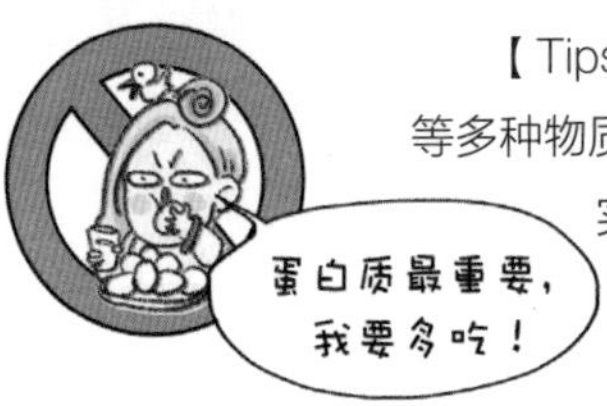

【Tips】蛋白质补充过多，会造成维生素等多种物质的摄入不足，并形成酸性体质，其实并不利于受孕，所以过量反而会产生反效果哦！

蛋白质最重要，
我要多吃！

谜之叶先生

叶酸有什么作用

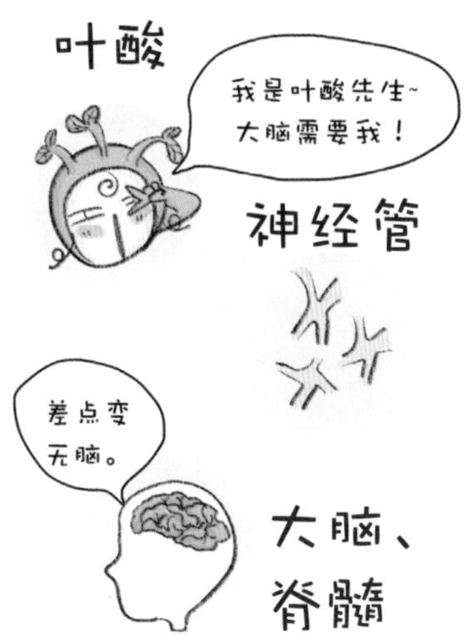

叶酸到底有什么作用？为何提到备孕一定会听到它的名字？叶酸是一种 B 族维生素，也是胎儿**神经发育**的关键营养素，对细胞的分裂和生长以及核酸、氨基酸、蛋白质的合成起到重要作用。

而神经管是胎儿中枢神经的前身，随着怀孕天数的增加会逐渐形成大脑和脊髓，若备孕妈妈缺乏叶酸，有可能会增加新生儿神经管缺陷的风险（例如，导致无脑儿、兔唇腭裂和先天性心脏病等先天疾病的产生）。

【Tips】叶酸补充要适量，滥服会有副作用。

首先，只要多吃新鲜蔬菜和水果，备孕妈妈不一定需要额外服用叶酸增补剂，更不能滥服，过量服用叶酸会有不良副作用。 如需服用，起码得在**孕前 3 个月开始，每天 400 微克（0.4 毫克），服用到孕后 3 个月**。因为宝宝神经管的正常闭合发生在怀孕的初期，这时体内已经需要叶酸了。因个人体质和饮食习惯的不同，还需在医生指导下服用。

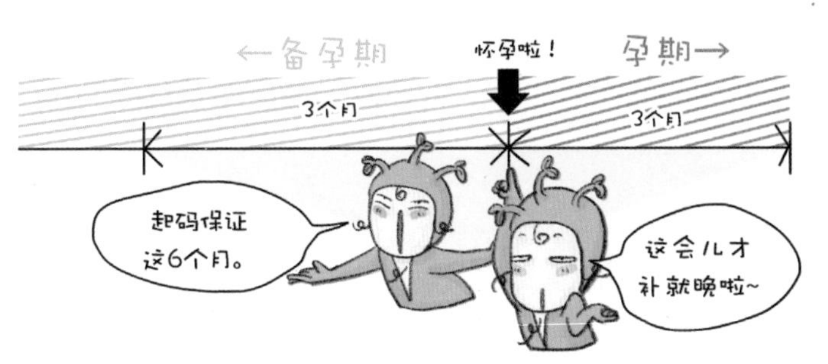

Tips 4 该说"不"时就说"不"

有些改变，值得做。

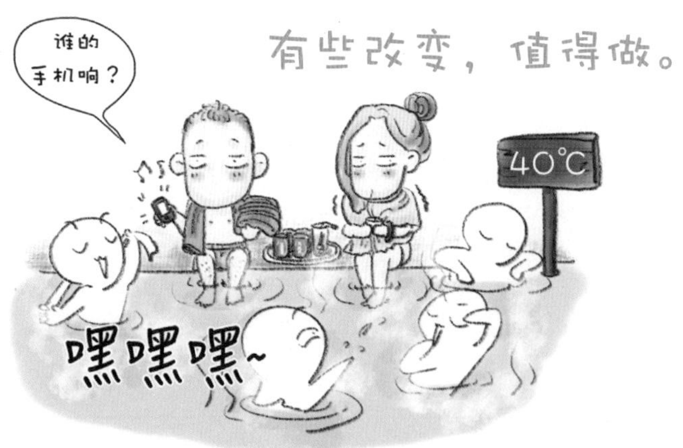

药，能吃吗

药物对生殖细胞的影响

药，不吃……

我好像
不舒服……
药
没到迫不得已
忍忍算了！
药
不给！
一踢
万一怀孕
了呢？

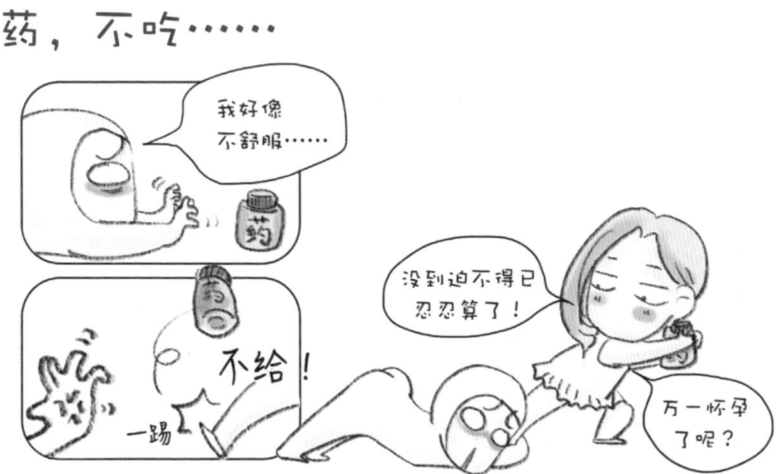

备孕期间能不能吃药？尽量避免吧！天知道您什么时候就怀上了呢，万一这种药物对体内的胚胎产生了影响，岂不是后悔莫及？当然，如果是必须吃药的病，该吃还得吃！在医生的指导下有选择地用药就行，千万别得不偿失啊！

药物影响……

一般来说，药物对精子和卵子的影响期限都是 **3 个月**，其对卵子的影响主要存在于受精后的胚胎形态，而胚胎在**怀孕后 40~90 天受药物影响最大**，往往这个时候孕妇都还不知道自己已怀孕。

我刚怀孕了。
老婆您最大！
请您好生休息~

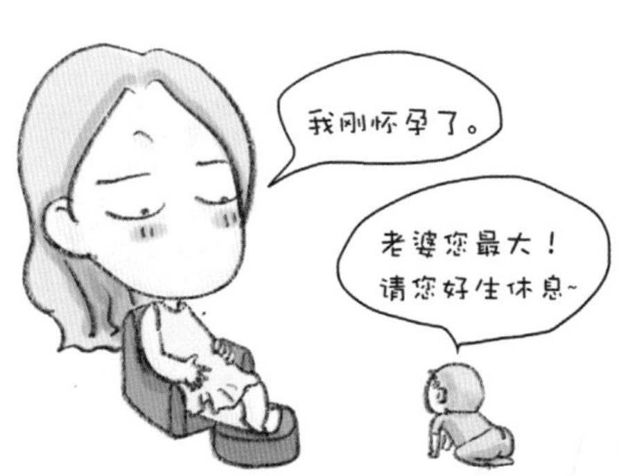

你戒了吗

不利于怀孕的生活习惯

要想给蝌蚪精和卵美人提供一个良好的生殖环境，就得从日常生活中的细节开始改变，下面这些不利于备孕的事情，您做着几件？

抽烟
我点的不是烟，是空虚……
喂“妖妖灵”，有人用二手烟谋杀我！

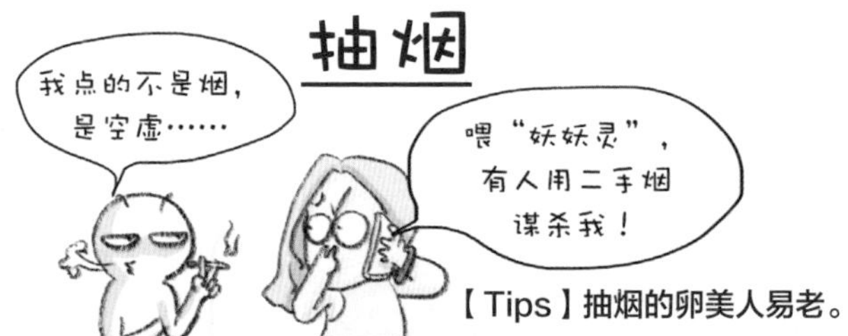

【Tips】抽烟的卵美人易老。

有妇科专家指出，香烟中的毒素可以直接作用于卵美人，还会伤害身体的整个内分泌系统，影响卵麻麻（卵巢）的功能，造成她老化，影响正常受孕。男性更应该戒烟，因为蝌蚪精比卵美人更容易受损害，据说，吸烟能破坏吸烟者身体细胞的染色体（遗传因子）。

组队来杀敌~
没时间，要看剧。
熬夜

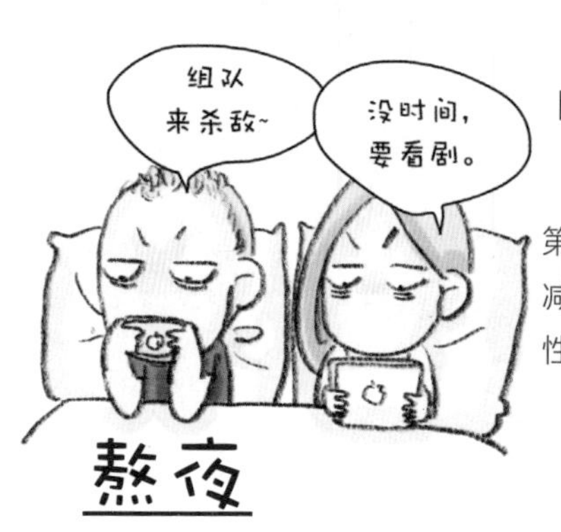

【Tips】熬着熬着质量就下去了。

熬夜的影响是毋庸置疑的，除了影响第二天的精神状况，还会造成免疫力下降，减少男性的蝌蚪精的数量和活力，影响女性的激素分泌和卵美人的质量。

喝酒

不喝还
有朋友吗?

【Tips】**解酒不等于修补了对精子的影响。**

酒精可导致蝌蚪精的活动能力下降、蝌蚪精畸形、死精等，酒精导致宝宝发育不健全的例子也有很多。酒精代谢物一般在解酒后2~3天消失，而男性和女性的生殖细胞更新换代周期为3个月，所以起码要在备孕前3个月戒掉酒，或至少减量。

有毒物质

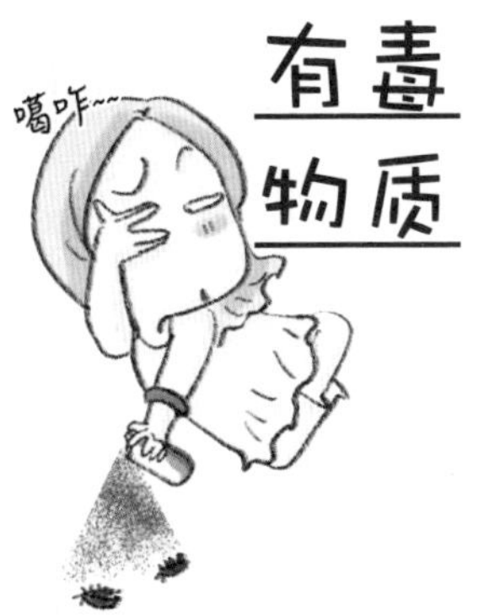

【Tips】**不是只有毒品才是有毒物质。**

备孕期间不一定能及时得知自己是否妊娠，所以备孕妈妈应少接触空气清新剂、汽油、油漆清除剂、除污剂、干洗剂等有毒物质，以免对胎儿的生长发育产生不良影响。

要知道，有的花草也是有毒性的哦！例如夹竹桃、万年青、一品红、郁金香、虎刺梅、黄杜鹃等，它们可不适合养在备孕爸妈的卧室里哦！

运动过度

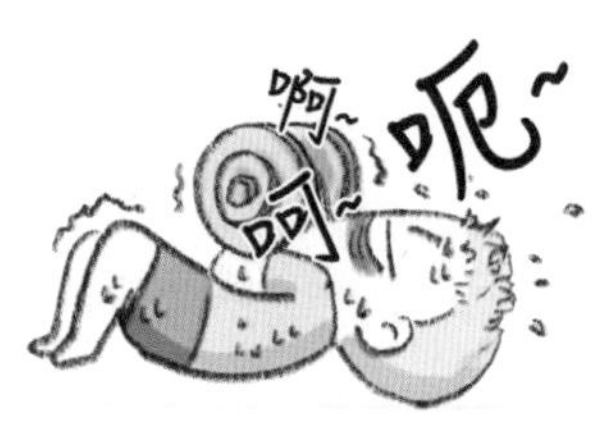

久坐不动

【Tips】**适量运动，“强精健卵”。**

很多30多岁坐办公室的上班族女性，由于长期久坐不动，容易造成气血循环障碍，导致卵巢因供血不足而缺氧、气滞血瘀，也易导致淋巴或血行性的栓塞，使输卵管不通，还有可能形成子宫内膜异位症等问题。

男性也不适合久坐不动，因为人体上半身的重量全压在下半身，位于会阴部的前列腺深受重压之害，容易导致前列腺血液循环不好，代谢产物堆积，使得前列腺腺管阻塞，腺液排泄不畅，造成前列腺慢性充血，进而引发前列腺炎等问题。

上下班路上多步行、睡前或是起床前在床上做简单运动、办公室坐2小时就活动手脚10分钟、每周做3次以上有氧运动，这才是作为办公室上班族的备孕爸妈健康生活的正确打开方式。

当然也不要运动过度，特别是酷爱健身的备孕爸爸应保存体力，并且在训练后要加强天然蛋白质的补充，保证充足的休息，促进身体恢复，晚上才能生龙活虎嘛。

辐射
魅力四射
挡不住！
射死人啦~
辐射源

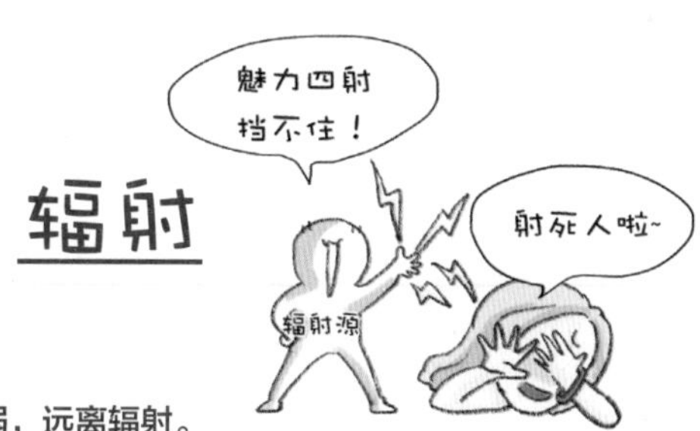

【Tips】蝌蚪精脆弱，远离辐射。

经常在有电磁辐射的场所工作或生活，会使得生殖系统、泌尿系统受到很大的影响。特别是男性，因为男性的染色体相对脆弱，更容易受到伤害。因此，备孕夫妇有必要远离高压线、变电站等，特别要提到的是，电热毯可以产生很强的电磁辐射，备孕期间不要睡电热毯哦！

医用 X 射线的照射能杀伤人体内的生殖细胞，如果接受了 X 射线照射需要至少 1 个月后再怀孕。

但是，电脑要不要远离呢？

其实电脑运行时，在其周围产生的 X 射线，紫外线，可见光，红外线和特高频、高频、中频、极低频电磁场以及静电场等电磁辐射远低于我国以及国际现行卫生标准要求的数值。

但美国一项最新研究证实，男性将手提电脑放在双膝上工作，产生的热量会导致阴囊的温度上升 3℃，而睾丸温度上升 1℃，这足以使精子数量减少。

同房成功率
看来堪忧了。
温泉……

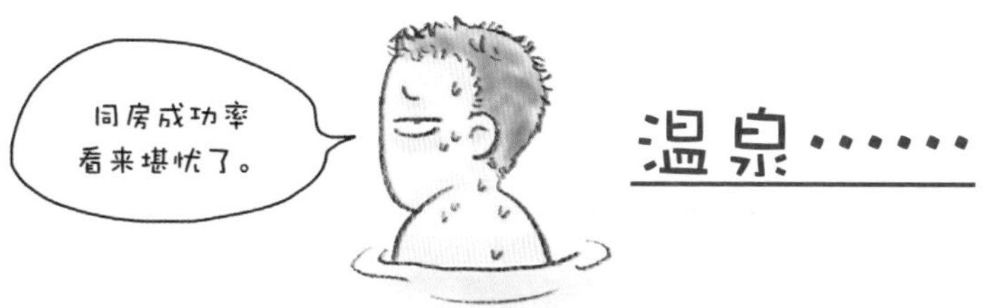

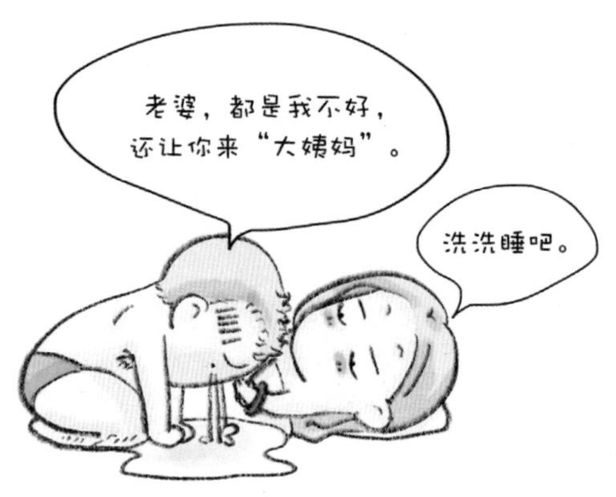
老婆，都是我不好，
还让你来“大姨妈”。
洗洗睡吧。

真不用太刻意。

怀孕这个事情啊，并不是准备越多就一定成功，准备越少就一定失败的。反正大头该说的都说了，甭再看了！蝌蚪都成精了，美人您还不赶紧去收了他？

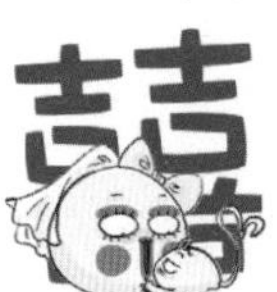